按摩、刮痧、拔罐、艾灸

祛病痛

李志刚 ◎ 主编

 吉林科学技术出版社

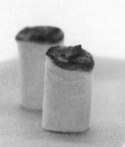

图书在版编目（CIP）数据

按摩、刮痧、拔罐、艾灸祛病痛 / 李志刚主编. ——
长春：吉林科学技术出版社，2018.1
ISBN 978-7-5578-3403-6

Ⅰ. ①按… Ⅱ. ①李… Ⅲ. ①按摩疗法（中医）②艾灸
③刮搓疗法④拔罐疗法 Ⅳ. ①R244②R245.81

中国版本图书馆 CIP 数据核字（2017）第 266341 号

按摩、刮痧、拔罐、艾灸祛病痛

ANMO、GUASHA、BAGUAN、AIJIU QU BINGTONG

主　　编　李志刚
出 版 人　李　梁
责任编辑　孟　波　宿迪超　穆思蒙
封面设计　长春市一行平面设计有限公司
制　　版　长春市一行平面设计有限公司
开　　本　710 mm×1000 mm　1/16
字　　数　260千字
印　　张　15
印　　数　1—7000册
版　　次　2018年1月第1版
印　　次　2018年1月第1次印刷

出　　版　吉林科学技术出版社
发　　行　吉林科学技术出版社
地　　址　长春市人民大街4646号
邮　　编　130021
发行部电话/传真　0431-85635177　85651759　85651628
　　　　　　　　　85652585　85635176
储运部电话　0431-86059116
编辑部电话　0431-85610611
网　　址　www.jlstp.net
印　　刷　长春新华印刷集团有限公司

书　　号　ISBN 978-7-5578-3403-6
定　　价　39.90元

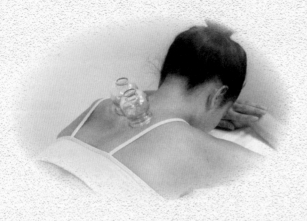

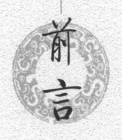

前言

　　现代人工作、生活压力大，作息不规律，常年忙碌，让健康亮起了红灯。结果往往是因为一点小问题，拖拖拉拉，最后成了大问题。而且上医院看病花费大，耗时长，这使人们不得不开始思考：有没有一种方法可以在没有不良反应、花钱又少的情况下解决身体的病痛问题呢？因缘际会，传统的中医按摩、刮痧、拔罐、艾灸等经络穴位疗法因应了这种要求，在近几年便越来越受到人们的关注和青睐。

　　中医经络穴位疗法是传统中医源远流长的宝贵遗产，属于自然保健疗法，千百年来广泛流传于我国民间。

　　传统中医理论认为，经络包括经脉和络脉。经脉是经络系统的主干，多循行于人体的深部，有固定的循行部位。络脉是经脉的小分支，循行于浅表，纵横交错，网络遍布全身，把人体所有的脏腑、器官、孔窍以及皮肉筋骨等组织联结成一个统一的有机整体。经络是运行人体全身气血、联络脏腑肢节、沟通上下内外的通道。人体经络是人体功能的调控系统，身体内外的组织器官都要通过经络紧密相连，相互影响。在经络上分布着点区部位——穴位。穴位，也称穴道，学名为腧穴。腧穴是与深部组织器官有着密切联系、互相疏通的特殊部位，是疾病的反应点和治疗的刺激点。

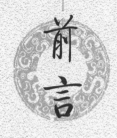

前言

　　经穴是中医理论体系的一大支柱，中医的按摩、刮痧、拔罐、艾灸等保健方法都是通过作用于穴位，激发人体的正气，协调脏腑阴阳，来达到舒经活络、益气养血、强身健体的目的。

　　本书就是依据上述中医理念，用通俗易懂的语言讲解了按摩、刮痧、拔罐、艾灸的中医理论，教给朋友们简便、实用又有效的防病、保健和治疗方法，让您学会扶正人体阳气，祛除体内寒邪、瘀滞的中医穴位疗法。打开本书，按摩、刮痧、拔罐和艾灸这些简单易学的经穴理疗方法将一一呈现在您的眼前，让您按需取穴，对症用穴，一穴多用，多管齐下。更非同寻常的是，我们还给每一病症配备了真人同步演示视频，让您扫一扫二维码就可边看、边学、边操作，在家就能轻松进行自我养生保健，祛除常见病症。小小穴位，通过适当的理疗刺激，就能让您收获大健康。

　　此书涵盖常见的内科、妇科、男科、儿科和骨伤科病症，是您最实用、最有效、最直接的防病、治病宝典，读者无论有无医学基础，都可以轻松入门，为自己、为家人解急时之需、疗身体之疾。

李志刚

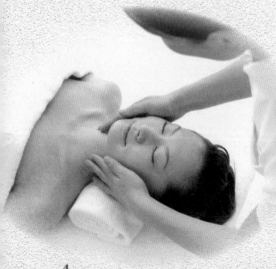

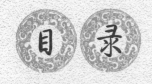

目 录

第三章 气血足
——妇产科疾病中医理疗法

CONTENTS 目录

第四章 肾气固
——男科疾病中医理疗法

第五章 宝宝安
——儿科疾病中医理疗法

第六章 筋骨壮
——骨伤科疾病中医理疗法

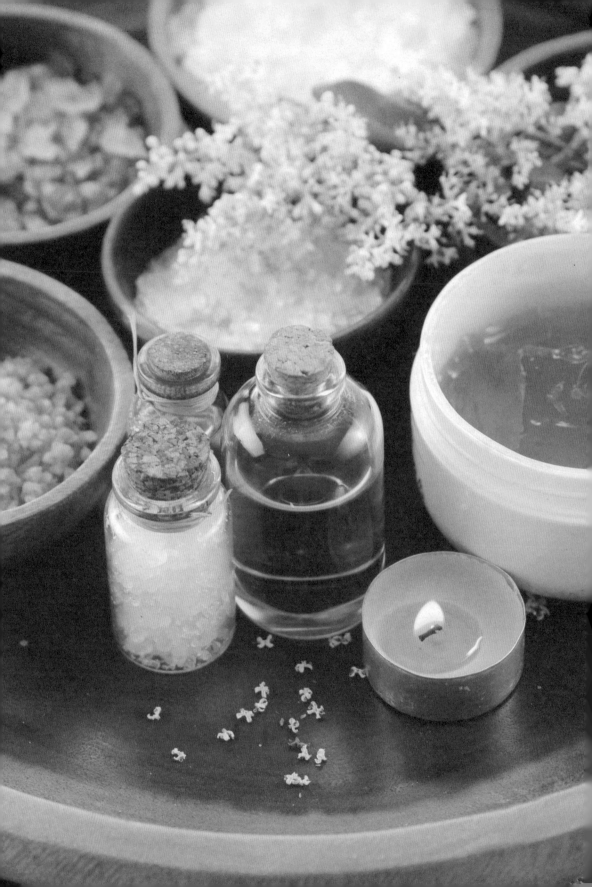

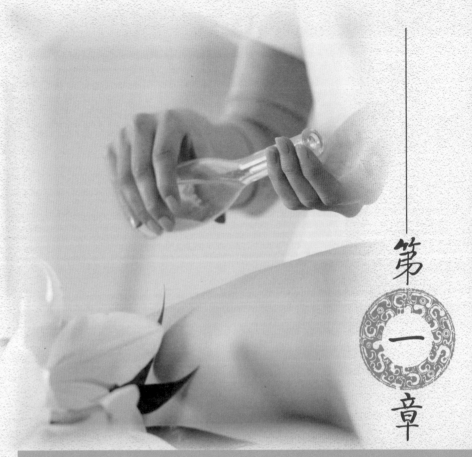

第一章

穴位疗法基础课
——探索按摩、刮痧、拔罐、艾灸四大疗法

现代医学证明，采用适当的中医理疗方法如按摩、刮痧、拔罐、艾灸等，既可促进血液循环，改善营养，加速代谢产物的排除，又可刺激感觉神经末梢，有利于病损组织的修复，提高身体的抵抗力。所以，适当的中医理疗方法对感冒、腰肌劳损等常见疾病有较好的防治作用，还能提高人体的抵抗能力，强健身体，延缓衰老。

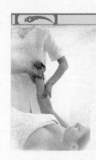

经络穴位——五种方法，轻松找穴

经络是古人在长期生活、保健和医疗实践中逐渐发现并形成理论的。它是经脉与络脉的总称，是周身气血运行的通道。只要懂得经络穴位理疗法，找准穴位，就能够让疾病无所遁形，也不用在保健品上花费昂贵的金钱，弹指之间，即可轻松达到养生保健的目的。

手指度量法

利用患者本人的手指作为测量的尺度来量取穴位的方法称为手指度量法，又称为"手指同身寸"，是临床上最常用的取穴、找穴方法。

"同身寸"中的"寸"并没有具体数值。"同身寸"中的"1寸"在不同的人身体上长短是不同的：较高的人"1寸"要比较矮的人的"1寸"要长，这是由身体比例来决定的。所以，"同身寸"只适用于同一个人身上，不能用自己的手指去测量别人身上的穴位，这样做是找不准穴位的。

拇指同身寸：大拇指横宽约为1寸。

中指同身寸：中指中节屈曲，手指内侧两端横纹头之间的距离约为1寸。

横指同身寸：又叫"一夫法"，食指、中指、无名指和小指四指并拢，以中指中节横纹处为准，食指、中指、无名指和小指四指指幅横宽约为3寸，食指与中指并拢横宽约为1.5寸。

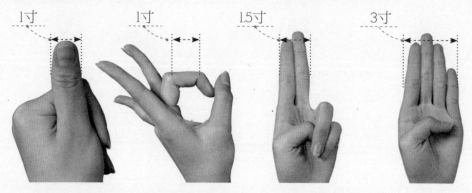

1寸　　　1寸　　　1.5寸　　　3寸

身体度量法

利用身体及线条的部位作为简单的参考度量测量穴位的方法，称为身体度量法。如眉间（印堂穴）到前发际正中为3直寸。

标志参照法

固定标志：常见判别穴位的标志有眉毛、乳头、肚脐、指甲、趾甲、脚踝等。如：神阙穴位于腹部脐中央；膻中穴位于两乳头中间。

动作标志：需要做出相应的动作姿势才能显现的标志，如张口取耳屏前凹陷处即为听宫穴。咀嚼时，咬肌的最高隆起处为颊车穴。

感知找穴法

身体感到异常，用手指压一压，捏一捏，如果有痛、痒等感觉，或周围皮肤有温度差，如发凉、发烫，或皮肤出现硬结、黑痣、斑点，那么该地方就是所要找的穴位。感觉疼痛的部位，或者按压时有酸、麻、胀、痛等感觉的部位，可以作为阿是穴治疗。阿是穴一般在病变部位附近，也可能在距离病变部位较远的地方。

骨度分寸法

此法始见于《黄帝内经·灵枢·骨度》篇，它是对人体的各部位分别规定其折算长度，作为量取腧穴的标准。如前后发际间为12寸；两乳头之间为8寸；胸骨体下缘至脐中为8寸；脐孔至耻骨联合上缘为5寸；肩胛骨内缘至背正中线为3寸；腋前（后）横纹至肘横纹为9寸；肘横纹至腕横纹为12寸；股骨大粗隆（大转子）至膝中为19寸；膝中至外踝尖为16寸；胫骨内侧髁下缘至内踝尖为13寸。

骨度分寸定位表

部位	起止点	折量寸
头部	前发际到后发际	12寸
	耳后两乳突之间	9寸
	眉心到前发际	3寸
胸腹部	天突穴到剑突处	9寸
	剑突到肚脐	8寸
	脐中到耻骨联合部	5寸
	两乳头之间	8寸
上肢部	腋前纹头到肘横纹	9寸
	肘横纹到腕横纹	12寸
下肢部	耻骨联合处到股骨下端内侧髁	18寸
	胫骨内侧髁下缘到内踝尖	13寸
	髀枢到外膝眼	19寸
	外膝眼到外踝尖	16寸

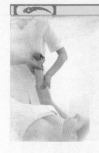

按摩疗法——一揉一按，手到病除

🌀 按摩的功效

　　按摩疗法在经络保健养生中是非常有效的一种疗法。它运用按摩的各种手法，从上往下或从内往外进行按摩，直接循经于经络，作用于皮肤、末梢神经、血管和肌肉等处，促进血液循环和新陈代谢，对内脏起保健作用，同时还可以治疗一些慢性疾病，放松肌肉，消除疲劳，恢复人体功能。

◆ 平衡阴阳，调整脏腑

　　阴阳失调便会引发脏腑功能的紊乱，从而导致疾病的发生。《黄帝内经》曰："阴盛则阳病、阳盛则阴病。阳盛则热，阴盛则寒。"按摩能够调整脏腑的功能，使之达到阴阳平衡。实践证明：强而快的按摩手法能够引起神经和肌肉的兴奋；轻而缓的按摩手法则可以抑制神经、肌肉的功能活动。比如使用轻揉手法对头部进行推抹，能够抑制大脑皮质；如果使用较重的手法进行按揉，则可以兴奋大脑皮质。血糖过高的病人，通过按摩，可以令血糖值下降；血糖过低者，经过按摩后，血糖值能够得到升高。除此之外，按摩还可以调整血压、心率，调节胰岛素和肾上腺素的分泌等。

◆ 疏通经络，调和气血

　　作为运行气血的通路，经络内属于脏腑，外络于肢节，它将人体的各个部分有机地联系在一起。当经络不通时，机体便会产生疾病，而通过按摩，可以使经络疏通，气血流通，进而消除疾病。

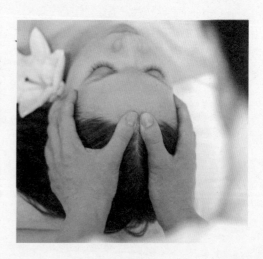

《医宗金鉴》曰："按其经络，以通郁闭之气，摩其壅聚，以散瘀结之肿，其患可愈。"如果因为腹部受寒而出现了胃痛、腹胀以及不思饮食等症状，便可通过按摩胃俞、中脘、足三里等穴来温通经络、祛寒止痛。

按摩还能够延缓心肌纤维退化，扩张冠状动脉，增加供血流量，促进血氧和营养物质的吸收，进而加强心脏功能，防治冠心病、脉管病、肌肉僵直以及手足麻木、痉挛和疼痛等。如果年过四十，还能够每日坚持自我按摩的话，便可以降低血液当中的尿酸水平，防止血小板聚集，从而预防脑血栓等疾病。

◆扶正祛邪，增强体质

《黄帝内经·素问·邪客篇》曰："补其不足，泻其有余，调其虚实，以通其道而去其邪。"自我按摩是患者通过自我刺激穴位，增强其扶正、祛邪的功能，从而促进自身的消化吸收和营养代谢，保持软组织的弹性，提高肺活量等理疗方法。经常进行自我按摩能够使苍白、松弛、干燥的面部皮肤变得红润并且富有弹性，令肥胖者的身体变得灵活，使瘦弱者体重增加、身体强健，使肺气肿患者的呼吸功能得以改善，提高机体免疫能力，进而防止发病等。

◆强壮筋骨，通利关节

骨伤疾患会直接影响到运动系统功能，自我按摩能够强健筋骨，令患者的正常功能得以恢复，令由于肌肉等软组织痉挛、粘连而导致关节失利的患者解痉松粘、滑利关节。实践证明，在病变的关节部位进行按摩，可以促进关节滑液的代谢，增强关节囊和关节的韧性。中医认为肾主骨，为先天之本，小儿先天不足，便容易患上佝偻病；壮年肾气亏损，就会过早出现颈椎、腰椎骨质增生等病。经常对肾俞、关元等穴位进行按摩，能够补肾强骨，令全身筋骨强健、关节灵活，还可以防治上述病变。

◆活血化瘀，消肿止痛，松解粘连

肢体软组织损伤之后，这个部位的毛细血管便会破裂出血，形成局部瘀血而又肿胀疼痛的现象。外伤或者出血这种局部的刺激可引起血管的痉挛。而按摩能够加速局部供血、消散瘀血、松解粘连、消除痉挛、恢复关节功能。如肩周炎患者经过自我按摩并配合肩关节的运动后，能够松解关节周围的粘连，消除局部疼痛而痊愈。

总之，按摩不仅能够强身健体、益寿延年，还可以防治许多疾病。

按摩常用手法

◆按法

施术者可用手指、手掌、拳或肘等对患者表面穴位给予一定力量的刺激。要注意的是按下时需停留一定时间。此方法有疏通经络、消除疲劳等作用。

●适用部位

四肢、背部、颈部、胸腹部。

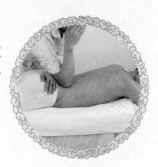

◆摩法

用指腹、掌面或掌根紧贴皮肤，在皮肤表面做环形、有节奏的运动。该方法能提高局部皮肤的温度，改善皮脂腺的功能，加速血液循环。

●适用部位

四肢、背部、腹部。

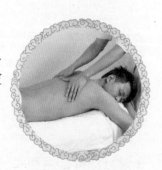

◆推法

用手指或手掌紧贴皮肤，沿着经络的运行或疼痛的走向，做单方向的直线或弧线运动。此法能放松肌肉，提高神经的兴奋性，还能消肿止痛。

●适用部位

四肢、背部、胸腹部。

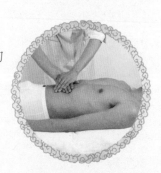

◆拿捏法

五指要稍弯曲呈微握拳势，拿捏时主要依靠腕关节的活动性和手指的力度而得力。该方法的活动性大，同时刺激性也大，具有疏通经络、止痛提神的作用。

●适用部位

四肢、颈部。

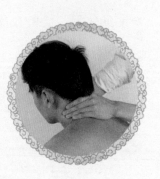

◆拍法

手掌呈空心掌，轻轻拍打被按摩者的按摩部位。该方法作用机体后会感觉很舒适、放松，能增强肌肉的弹性，改善循环，疏通经络。

●适用部位

四肢、背部。

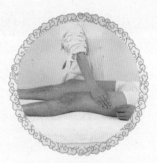

◆抖法

用单手或双手握住肢体远端，做连续的、小幅度的，而且频率较高的一种上下抖动的动作。该方法强调动作要连贯，患者的配合很重要，能松动筋骨、放松肌肉。

●适用部位

四肢。

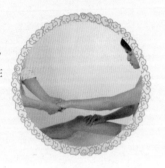

◆滚法

用手背近小指、无名指侧的皮肤和肌肉，利用前臂的旋转带动手的运动进行按摩。该手法较为灵巧，能使作用力深达病所，疏通经络，行气活血，调整阴阳，濡润筋骨。

●适用部位

四肢、肩颈部。

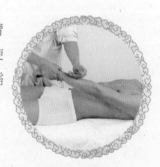

◆弹拨法

将拇指弯曲，掐入要弹拨的地方（一般为肌肉粘连、疼痛部位），使用拇指指间关节活动来拨动肌肉。该方法较为费力，能松散组织粘连、缓解疼痛。

●适用部位

四肢、背部、颈部。

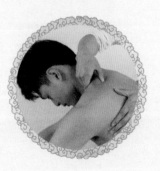

按摩注意事项与禁忌

家庭按摩虽然舒适、方便，但是并不是任何情形下都能施用，也有一定的禁忌和注意事项。

◆ 成人按摩注意事项

①推拿前要将手洗干净，用温水洗手，要修剪指甲。同时要将妨碍按摩的一切佩戴饰品（如手表、戒指、手链等）都摘掉。

②给人按摩时要说明自己的按摩流程，从哪里按摩到哪里、时间多久等，一般来说，按摩 20～30 分钟为宜。

③按摩时要根据当天的天气选择合适的环境。如夏天按摩时，要选择空气流通，室温、安静的环境；冬天则应保持室内温暖，室温即可，而且手要暖和，以免引起被按摩者肌肉紧张。

④被按摩者有情绪波动，如大怒、大悲、大恐、大喜等极端情绪时不要按摩，要安先抚其情绪。

⑤按摩时，一定要根据被按摩者的个体差异和按摩的部位，选择适当的按摩方法和使用合适的力度。如给肥胖者按摩时，力度可稍大，给体瘦者按摩时力度要轻；在肌肉丰厚的地方（包括臀部、大腿等）力度要重，而肌肉薄弱的地方（包括手臂、胸部等）力度要轻。

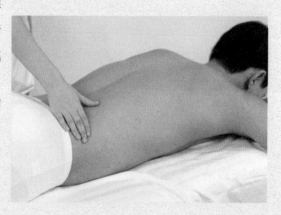

⑥在腰部肾区按摩时，不宜用拍打、叩击手法，以免损伤肾脏。

◆ 成人按摩禁忌

①若发现被按摩者需要按摩的部位有破损、溃疡或骨折等现象，应停止按摩。

②被按摩者若有饱腹、饥饿或过度疲劳的现象，应另外选择时间段进行按摩。

③饭前半小时或饭后一小时内，不宜进行按摩。

④患有传染性疾病如结核病、肝炎者，不宜按摩。

⑤女性怀孕、月经期间，要避免按摩。

⑥有骨关节、骨质增生或急性软组织损伤导致局部肿胀的人，不宜按摩

⑦有严重心、肝、脑、肾、肺功能不全的人，不宜按摩。

⑧各种肿瘤患者不宜进行按摩。

◆ 小儿按摩注意事项

①给小儿按摩时，要在小儿身上涂抹适量的婴儿油或乳液，以减少由于摩擦力使小儿皮肤破损的情况。

②要选择一个温暖舒适的环境给小儿按摩，室内温度最好保持温暖，还要保持房间内安静，不要有杂音。

③给小儿按摩要注意力度：力度太轻没有什么作用，力度重，则容易导致损伤，所以力度要适中。

④给小儿按摩时，家长的双手要时刻保持温暖。

⑤按摩时要时刻注意小儿的反应，如果小儿看起来轻松快乐，则可以继续按摩，反之，如果情况不妙，则应停止按摩。

◆ 小儿按摩禁忌

①如果小儿有情绪异常情况，如哭、嗜睡等，则不应按摩。

②小儿出现麻疹等情况时，不宜按摩。

③小儿若有先天性疾病，不宜进行按摩。

④刚出生的小儿也不应进行按摩。

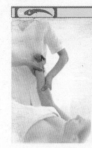

刮痧疗法——简单刮痧，痧去病愈

刮痧的功效

刮痧是以中医脏腑经络学说为理论指导，集针灸、按摩、点穴、拔罐等非药物疗法之所长，用水牛角为材料做成刮痧板，配合刮痧疏导油进行的一种自然疗法，对人体有活血化瘀、调整阴阳、舒筋通络、排除毒素、信息调整、行气活血等作用。

◆ 预防保健作用

刮痧疗法的作用部位是体表皮肤。皮肤是机体暴露于外的最表浅部分，直接接触外界，且对外界气候环境等变化起适应与防卫作用。皮肤之所以具有这些功能，主要依靠机体内卫气的作用，卫气调和，则"皮肤调柔，腠理致密"。健康人常做刮痧可增强卫气，卫气强则护表能力强，外邪不易侵表，机体自可安康。若外邪侵表，出现恶寒、发热、鼻塞、流涕等表证，及时刮痧可将表邪及时驱除，以免表邪侵入五脏六腑而生大病。

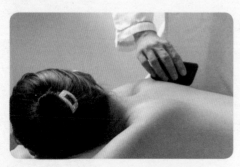

◆ 治疗作用

● 活血化瘀

刮痧可调节肌肉的收缩和舒张，使组织间压力得到调节，以促进刮拭组织周围的血液循环，增加组织流量，从而起到活血化瘀、祛瘀生新的作用。

● 调整阴阳

刮痧可以改善和调整脏腑功能，使阴阳得到平衡。如肠道蠕动亢进者，在腹部和背部等处使用刮痧手法可使亢进者受到抑制而恢复正常；反之，肠道蠕动功能减退者，则可促进其蠕动恢复正常。

● 舒筋通络

刮痧能放松紧张的肌肉，消除肌肉疼痛，二者是相通的。如果使紧张的肌肉得以松弛，则疼痛和压迫症状也可以明显减轻或消失，同时有利于病灶修复。

●信息调整

人体的各个脏器都有其特定的生物信息（各脏器的固有频率及生物电等），当脏器发生病变时，有关的生物信息就会发生变化，而脏器生物信息的改变可影响整个系统乃至全身的机能平衡。而刮痧疗法就可以通过刺激体表的特定部位，产生一定的生物信息，通过信息传递系统输入到有关脏器，对失常的生物信息加以调整，从而对病变脏器起到调整作用。

●排除毒素

刮痧过程可使局部组织形成高度充血，血管神经受到刺激使血管扩张，血液及淋巴液流动增快，吞噬作用及搬运力量加强，使体内废物、毒素加速排除，组织细胞得到营养，从而使血液得到净化，增强全身抵抗力，进而减轻病势，促进康复。

●行气活血

气血的传输对人体起着濡养、温煦等作用。刮痧作用于肌表，可以使经络通畅、气血通达，则瘀血化散，局部疼痛得以减轻或消失。

刮痧的技巧与要领

◆刮拭角度

刮拭角度以利于减轻被刮拭者疼痛感和方便刮拭者刮拭为原则。当刮痧板与刮拭方向的角度大于 45° 时，会增加疼痛感，所以刮拭角度应小于 45° 。在疼痛敏感的部位，最好小于 15° 。

◆ 按压力

刮拭过程中要始终保持一定按压力，若只在皮肤表面摩擦，不但没有治疗效果，还会形成表皮水肿。按压力也不是越大越好，要根据具体体质、病情和局部解剖结构（骨骼凸起部位、皮下脂肪少的部位、脏器所在处，按压力应适当减轻）区别对待。用重力刮痧时，需逐渐加大按压力，使身体适应，以减轻疼痛。

◆ 刮拭速度

每次刮拭速度应平稳、均匀，不要忽快忽慢。疼痛感与刮拭速度有关，刮拭速度越快，疼痛感越重；速度越慢，疼痛感越轻。

◆ 刮拭长度

一般以穴位为中心，总长度8～15厘米，以大于穴区范围为原则。如果需要刮拭的经脉较长，可分段刮拭。

刮痧的常用手法

◆ 面刮法

将刮痧板的一半长边或整个长边接触皮肤，刮痧板向刮拭的方向倾斜30°～60°，自上而下或从内到外均匀地向同一方向直线刮拭。这种手法适用于身体比较平坦部位的经络和穴位。

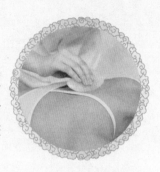

◆ 推刮法

推刮法的操作手法与面刮法大致相似，刮痧板向刮拭的方向倾斜的角度小于45°，压力大于平刮法，速度也比平刮法慢一点。每次一寸一寸地向前刮拭。推刮法是诊断和刮拭疼痛区域的常用方法。

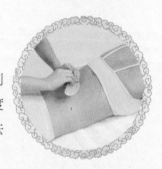

◆ 平刮法

操作方法与面刮法相似，只是刮痧板向刮拭的方向倾斜的角度小于15°，并且向下的渗透力比较大，刮拭速度缓慢。平刮法多用于面部、胸部和刮拭疼痛明显的区域。

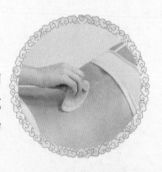

◆ 点按法

将刮痧板角部与穴位呈90°角垂直，向下按压，由轻到重，逐渐加力；片刻后迅速抬起，使肌肉复原，多次重复，手法连贯。这种刮拭方法适用于无骨骼的软组织处和骨骼缝隙、凹陷部位，如人中穴、肩中俞穴等。

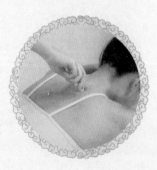

◆**角刮法**

角刮法分为单角刮法和双角刮法，单角刮法是用单刮痧板的一个角，朝刮拭方向倾斜45°，在穴位处自上而下刮拭。

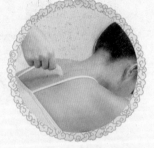

双角刮法以刮痧板凹槽处对准脊椎棘突，凹槽两侧的双角放在脊椎棘突和两侧横突之间的部位，刮痧板向下倾斜45°，自上而下刮拭。

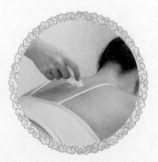

◆**按揉法**

按揉法分为平面按揉和垂直按揉。垂直按揉法：将刮痧板呈90°按压在穴位上，其余同平面按揉法。用于脊椎。

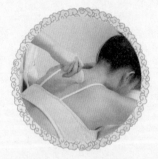

平面按揉法：让刮痧板角部的平面以小于20°按压在穴位上，做柔和、缓慢的旋转运动。

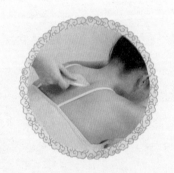

刮痧的注意事项

刮痧时，皮肤局部汗孔开泄，会出现不同形色的痧，病邪、病气随之外排，同时人体正气也有少量消耗。所以，刮痧的时候要注意一些小细节，从细节处保护好身体。

①避风和注意保暖很重要：刮痧时皮肤汗孔处于开放状态，如遇风寒之邪，邪气会直接进入体内，不但影响刮痧的疗效，还会引发新的疾病。因此刮痧半小时后才能到室外活动。

②刮完痧后要喝一杯热水：刮痧过程使汗孔开放，邪气排出，会消耗部分体内津液，刮痧后喝一杯热水，可补充水分，还可促进新陈代谢。

③刮痧3小时内不要洗澡：刮痧后毛孔都是张开的，所以要等毛孔闭合后再洗澡，避免风寒之邪侵入体内。

④不可一味追求出痧：刮痧时刮至毛孔清晰就能起到排毒的作用。有些部位是不能刮出痧的。此外，室温低也不易出痧。所以，刮拭的时候不要一味追求出痧，以免伤害到皮肤。

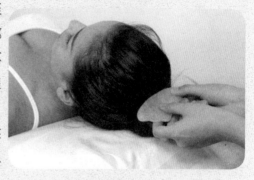

⑤只治一种病症：每次刮痧的时候只治疗一种病，不可大面积刮拭，并且刮拭时间不宜过长。

🌀 刮痧的适应证与禁忌证

刮痧对内科、外科、皮肤科、妇科、儿科、五官科、骨科等疾病都有效。现代刮痧从工具到理论也都有了巨大变化，尤其是理论上选经配穴、辩证施术使其治疗范围大大扩宽。刮痧对于疼痛性疾病、脏腑神经失调的病症具有显著的疗效，但对于危重病人和比较复杂的疾病，则应该采用药物和其他手段来治疗。

◆刮痧的适应证

①刮痧可治疗疼痛性疾病。比如头痛、牙痛、各种神经痛、腰痛、腿痛、颈痛、肩痛等。

②刮痧可治疗一些外感病。如感冒发热、咳嗽气喘、肠胃病、食欲不振、糖尿病、乳腺增生、痛经、月经不调，以及各种神经血管失调的病症。

◆刮痧的禁忌证

①严重心脑血管疾病患者急性期、肝肾功能不全者禁止刮拭；体内有恶性肿瘤者，应避开肿瘤部位在其周边刮拭。

②有出血倾向的病症、严重贫血患者禁止刮痧。

③女性在怀孕期间、月经期间禁止刮拭腰骶部。

④韧带、肌腱急性扭伤，及施行过外科手术疤痕处，均应在3个月之后方可进行刮痧疗法。

⑤过度饥饱、过度疲劳、醉酒者不可接受重力、大面积刮痧，否则会引起虚脱。

⑥感染性皮肤病患者、糖尿病患者皮肤破溃处、严重下肢静脉曲张者局部禁止刮拭。

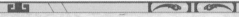

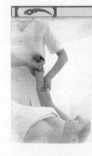

拔罐疗法——吸出邪气，一身轻松

 拔罐的功效

拔罐疗法通过拔罐对皮肤、毛孔、经络、穴位的吸拔作用，可以引导营卫之气始行输布，鼓动经脉气血，濡养脏腑组织器官、温煦皮毛，同时使虚衰的脏腑功能得以振奋，畅通经络，调整机体的阴阳平衡，使气血得以调整，从而达到健身祛病疗疾的目的。

◆ 拔罐疗法的生物作用

●负压作用

国内外学者研究发现，人体在火罐负压吸拔的时候，皮肤表面有大量气泡溢出，从而得以加强局部组织的气体交换。通过检查还观察到，负压使局部的毛细血管通透性发生变化，在机体自我调整中产生行气活血、舒筋活络、消肿止痛、祛风除湿等功效，起到一种良性刺激作用，促其恢复正常功能。

●温热作用

拔罐法对局部皮肤有温热刺激作用，以大火罐、水罐、药罐最明显。温热刺激能使血管扩张，促进以局部为主的血液循环，改善充血状态，加强新陈代谢，使体内的废物、毒素加速排出，改变局部组织的营养状态，增强血管壁的通透性，增强白细胞和网状细胞的吞噬活力，增强局部耐受性和机体的抵抗力，起到温经散寒、清热解毒等作用，从而达到促使疾病好转的目的。

●调节作用

拔罐法的调节作用是建立在负压或温热作用的基础之上的，首先是对神经系统的调节作用，其给予机体一系列良性刺激，作用于神经系统末梢感受器，经向心传导，达到大脑皮质；加之拔罐法对局部皮肤的温热刺激，通过皮肤感受器和血管感受器的反射途径传到中枢神经系统，从而发生反射性兴奋，借以调节大脑皮质的兴奋与抑制过程，使之趋于平衡，并加强大脑皮质对身体各部分的调节功能，使患部皮肤相应的组织代谢旺盛，吞噬作用增强，促使机体恢复功能，阴阳失衡得以调整，使疾病逐渐痊愈。

其次是调节微循环，提高新陈代谢。微循环的主要功能是进行血液与组织间物质的交换，其功能的调节在生理、病理方面都有重要意义。且还能使淋巴循环加强，淋巴细胞的吞噬能力活跃，有助于机体功能的恢复。

◆ 拔罐疗法的机械作用

拔罐疗法是一种中医外治法，也是一种刺激疗法。它在拔罐时通过罐内的负压，使局部组织充血、水肿，产生刺激作用和生物学作用。负压也可使局部毛细血管破裂而产生组织瘀血、放血、发生溶血现象，红细胞的破坏，血红蛋白的释放，对机体产生了良性刺激作用。同时负压的形成牵拉了神经、肌肉、血管以及皮下的腺体，从而引起一系列的神经内分泌反应，给机体造成良性刺激，增强各器官的功能活力。

拔罐疗法的治病原理

在火罐共性的基础上，不同的拔罐法各有其特殊的作用。如走罐具有与按摩疗法、保健刮痧疗法相似的效应，可以改善皮肤的呼吸和营养，有利于汗腺和皮脂腺的分泌，对关节、肌腱可增强弹性和活动性，促进周围血液循环；可增加肌肉的血流量，增强肌肉的工作能力和耐力，防止肌萎缩；并可加深呼吸，增强胃肠蠕动，兴奋支配腹内器官的神经，增进胃肠等脏器的分泌功能；可加速静脉血管中血液回流，降低大循环阻力，减轻心脏负担，调整肌肉与内脏血液流量及贮备的分布情况。

◆疏通经络、行气活血

人体的经络内属于脏腑，外络于肢体，纵横交错，遍布全身，将人体内外、脏腑、肢节联络成为一个有机的整体，具有运行气血，沟通机体表里、上下和调节脏腑组织活动的作用。它通过罐体边缘的按压及负压的吸吮，刮熨皮肤，牵拉、挤压浅层肌肉，刺激经络、穴位，循经传感，由此及彼，由表及里，以达到通其经脉、调整气血、平衡阴阳、祛病健身的目的。

◆双向调节、异病同治

拔罐疗法具有双向的调节作用和独特的功效，在取穴、操作等不变的情况下，可以治疗多种疾病。如大椎穴刺血拔罐法，既可治疗风寒感冒，又可治疗风热感冒，还可用于内伤发热；既可治疗高血压、头痛等内科疾病，又可用来治疗顽固性荨麻疹、痤疮等皮肤科疾病。许多临床研究都证明，拔罐的双向调节与疾病的好转是一致的。

拔罐的手法

◆ 常规拔罐疗法

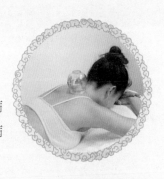

主要有单罐和多罐两种方法。

单罐：用于病变范围较小的病症或压痛点。可按病变或压痛点的范围大小，选用适当口径的火罐。如胃病在中脘穴拔罐；冈上肌肌腱炎在肩髃穴拔罐等。

多罐：用于病变范围比较广泛的疾病。可按病变部位的解剖形态等情况，酌量吸拔数个乃至十几个罐。如某一肌束劳损时可按肌束的位置成行排列吸拔多个火罐，称为"排罐法"。治疗某些内脏或器官的瘀血时，可按脏器解剖部位的范围在相应的体表部位纵横并列吸拔几个罐子。

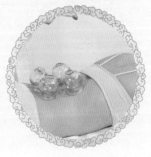

◆ 闪罐法

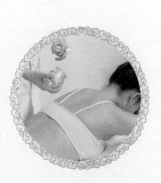

闪罐法一般多用于皮肤不太平整、容易掉罐的部位。用镊子夹住蘸有适量酒精的棉球，点燃后送入罐底，立即抽出，将罐扣于施术部位，然后将罐立即起下，按上法再次吸拔施术部位，如此反复多次至皮肤潮红为止。操作时注意避免罐口反复加热以致烫伤皮肤。若感觉罐体过热，可更换罐体继续操作。

◆ 走罐法

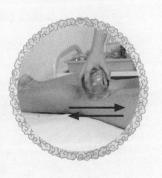

一般用于治疗病变部位较大、肌肉丰厚而平整，或者需要在一条或一段经脉上拔罐的情况。走罐法宜选用玻璃罐或陶瓷罐，罐口应平滑，以防划伤皮肤。具体操作方法是，先在将要施术的部位涂适量的润滑液，然后用闪火法将罐吸附于皮肤上，循着经络或需要拔罐的线路来回推罐，至皮肤出现瘀血为止。操作时应注意根据病人的病情和体质以及走罐的快、慢、轻、重调整罐内的负压。

走罐操作方法有以下3种：

轻吸快推法：罐内皮肤吸起3～4毫米，以每秒钟推行60厘米的速度走罐，以皮肤潮红为度。此法适用于外感风邪、末梢神经炎等症。

重吸快推法：罐内皮肤吸起6～8毫米，以每秒钟推行30厘米的速度走罐，以皮肤呈紫红为度。此法适用于经脉、脏腑功能失调的病症。

重吸缓推法：罐内皮肤吸起8毫米以上，以每秒钟2～3厘米的速度缓推，至皮肤紫红为度。此法适用于经脉气血阻滞、筋脉失养等病症，如寒湿久痢、坐骨神经痛、肌肉萎缩及痛风等。

◆ 留罐法

留罐法又称坐罐法，是指罐吸附在应拔部位后留置一段时间的拔罐方法。此法是临床最常用的一种拔罐法。留罐法主要用于以寒邪为主的疾患、脏腑病、慢性病，部位局限、固定，较深者，多选用留罐法。如经络受邪（外邪）、气血瘀滞、外感表证、皮痹、麻木、消化不良、神经衰弱、高血压等病症，用之均有良效。

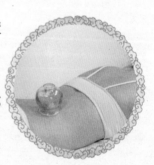

◆ 转罐法

先用闪火法将罐吸附于皮肤上，然后手握罐体，来回转动。操作时手法宜轻柔，转罐宜平稳，防止掉罐。转动的角度要适中，角度过大患者不能耐受，过小无法达到刺激量。转罐法对穴位或皮肤会产生更大的牵拉刺激，加强了血液循环，增强了治疗效果，多用于穴位治疗或局部病症的治疗。注意罐口应平滑，避免转动时划伤皮肤。

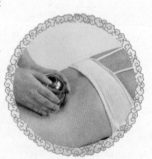

拔罐的注意事项

①拔罐时，室内需保持20℃以上的温度。最好在避风向阳处。

②患者以俯卧位为主，充分暴露施术部位。

③拔罐时的吸附力过大时，可按挤一侧罐口边缘的皮肤，稍放一点空气进入罐中。初次采用闪罐者或年老体弱者，宜用中、小号罐具。

④拔罐顺序应从上到下，罐的型号则应上小下大。

⑤一般病情轻或有感觉障碍者（如下肢麻木者）拔罐时间要短；病情重、病程长、病灶深及疼痛较剧者，拔罐时间可稍长，吸附力稍大。

⑥留针拔罐时，要防止肌肉牵拉而造成弯针或折针，发现后要及时起罐，拔出针具。

⑦若出现头晕、恶心、呕吐、面色苍白、出冷汗、四肢发凉等症状，应及时取下罐具，将患者仰卧位平放，轻者可给予少量温开水，重者针刺人中、合谷穴。

 ## 拔罐的适应证与禁忌证

◆拔罐的适应证

内科疾病：感冒、咳嗽、哮喘、胃痛、呕吐、腹胀、泄泻、便秘、腹痛、眩晕、遗尿、遗精、阳痿。

外科疾病：丹毒、疖病、乳痈、脱肛、急性阑尾炎、急性胆绞痛、急性胰腺炎、急性输尿管结石。

骨科疾病：落枕、颈椎病、腰椎间盘突出症、急性腰扭伤、肩周炎、坐骨神经痛、肋间神经痛等。

妇科疾病：月经病、白带异常、妊娠呕吐、产后缺乳、产后腹痛、子宫脱垂、阴痒、不孕症等。

儿科疾病：小儿发热、小儿呕吐、小儿泄泻、小儿厌食、小儿夜啼、小儿遗尿、百日咳、腮腺炎等。

皮肤科疾病：银屑病、湿疹、瘾疹、疥疮、白癜风等。

五官科疾病：流泪症、沙眼、目赤肿痛、远视、近视、视神经萎缩、鼻塞、咽喉肿痛、口疮、牙痛等。

◆拔罐的禁忌证

①患皮肤传染病、皮肤严重过敏者或皮肤破损溃烂者。

②醉酒、过饥、过饱、过渴、过度疲劳者。

③恶性肿瘤患者、重度心脏病、心力衰竭、活动性肺结核。

④血小板减少症、白血病等凝血功能差、具有出血倾向的疾病。

⑤肾衰、肝硬化腹水患者。

⑥外伤、骨折、水肿、静脉曲张、大血管体表投影处。

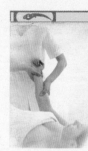

艾灸疗法——丝丝艾香，传递健康

艾灸的功效

艾灸是我国传统中医源远流长的宝贵遗产，属于自然医疗保健疗法，千百年来广泛流传于我国民间。艾灸方法具有独特的找病功能，能在疾病尚未出现的时候发现疾病，符合目前"早诊断、早发现、早治疗"的医疗理念。通过艾灸的找病功能，可以让我们更早地发现疾病，防患于未然。

◆ 温经散寒

灸法应用其温热刺激，可起到温经通痹的作用。通过热灸对经络穴位的温热性刺激，可以温经散寒，加强机体气血运行，达到临床治疗目的。所以灸法可用于血寒运行不畅、留滞凝涩引起的痹证、腹泻等疾病，效果甚为显著。

◆ 调和气血

人体或局部气血凝滞，经络受阻，易出现肿胀疼痛等症状，此时，灸治一定的穴位，可以起到调和气血、疏通经络的作用，临床上可用于疮疡疔肿、冻伤、瘰闭、不孕症、扭挫伤等。

◆ 扶阳固脱

凡出现呕吐、腹泻、手足厥冷、脉弱等阳气虚脱的重危患者，用大艾炷重灸关元、神阙等穴，往往可以起到扶阳固脱、回阳救逆、挽救垂危的作用，在临床上常用于中风脱证、急性腹痛吐泻、痢疾等急证的急救。

◆ 升阳举陷

阳气虚弱不固等原因可致上虚下实、气虚下陷，出现脱肛、久泄久痢、崩漏、滑胎等，而灸疗不仅可以起到益气温阳、升阳举陷、安胎固经等作用，对卫阳不固、腠理疏松者亦有效。

◆ 拔毒泄热

在古代文献中有"热可用灸"的记载，历代医籍均将灸法作为疮疡肿胀的一个重要治法。灸法能以热引热，使热外出。

◆ 防病保健

艾灸除了有治疗作用外，还是防病保健的方法之一，可使人胃气盛、阳气足、精血充，从而加强身体抵抗力，使病邪难犯，达到防病保健之功。

艾灸的手法

保健、养生、防病，这是现代人越来越注重的内容，也是未病先防之法。但在我们保健养生的过程中，总有一些部位是药物达不到，针也不能企及的地方，那么人们就要寻求另外的方法。古人就给我们留下了另一笔财宝，那就是艾灸。艾灸疗效可以穿透机体任何部位，与目前现代的养生理念是非常契合的。

◆ 艾炷灸

艾炷灸就是将艾炷直接或间接置于穴位上施灸的方法。那么，艾炷又是什么呢？其实，艾炷就是把艾绒做成大小不等的圆锥形艾团。其制作方法也很简单：先将艾绒置于手心，用拇指搓紧，再放到平面桌上，以拇指、食指、中指捻转成上尖下圆底平的圆锥状。麦粒大者为小炷，黄豆大者为中炷，蚕豆大者为大炷。

在施灸时，每燃完一个艾炷，我们叫作一壮。施灸时的壮数多少、艾炷大小，可根据疾病的性质、病情的轻重、体质的强弱而定。根据不同的操作方式，艾炷灸可分为直接灸（着肤灸）和间接灸（隔物灸）两大类。一般而言，用于直接灸时，艾炷要小些；用于间接灸时，艾炷可大些。

●直接灸

把艾炷直接放在皮肤上施灸，以达到防治疾病目的的灸法。这是最基本、最主要且常用的一种灸法。古代医家施灸时均以此法为主，现代临床上也常用。施灸时多用中、小艾炷。可在施灸穴位的皮肤上涂少许石蜡油或其他油剂，使艾炷易于固定，然后将艾炷直接放在穴位上，用火点燃尖端。当患者有灼热感时，用镊子将艾炷夹去，再更换新艾炷施灸。灸治完毕后，可用油剂涂抹，以保护皮肤。此法适用于一般虚寒证及眩晕、皮肤病等。

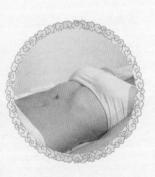

●间接灸

在艾炷与皮肤之间垫上某种药物而施灸，具有艾灸与药物的双重作用，加之本法火力温和，患者易于接受，故广泛应用于内、外、妇、儿、五官科疾病。间接灸根据其衬隔物品的不同，可分为多种灸法。

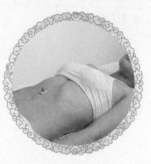

◆ 艾条灸

艾条灸是目前人们最为常用的灸法，因其方便、安全、操作简单，最适于进行家庭自我保健和治疗。将艾条点燃后在穴位或病变部位进行熏灸的方法，又称艾卷灸法。根据艾条灸的操作方法，分温和灸、雀啄灸和回旋灸三种。

●温和灸

施灸者手持点燃的艾条，对准施灸部位，在距皮肤3厘米左右的高度进行固定熏灸，使施灸部位温热而不灼痛，一般每处需灸5分钟左右。温和灸时，在距离上要由远渐近，以患者自觉能够承受为度。

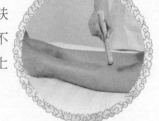

●雀啄灸

施灸者手持点燃的艾条，在施灸穴位皮肤的上方约3厘米处，如鸟雀啄食一样做一上一下的活动熏灸，而不固定于一定的高度，一般每处熏灸3～5分钟。本法多用于昏厥急救及小儿疾病，作用上偏于泻法。注意向下活动时，不可使艾条触及皮肤，而且要及时掸除烧完的灰烬，此外还应注意艾条移动速度不要过快或过慢，过快达不到目的，过慢易造成局部灼伤及刺激不均，影响疗效。

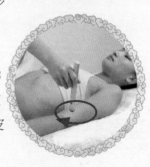

●回旋灸

施灸者手持燃着的艾条，在施灸部位的上方约3厘米高度，根据病变部位的形状做速度适宜的上下、左右往复移动或反复旋转熏灸，使局部3厘米范围内的皮肤温热而不灼痛。

艾灸的注意事项

①术者在施灸时要聚精会神，以免烧烫伤患者皮肤或损坏患者衣物。

②对昏迷的病人、肢体麻木及感觉迟钝的患者和小儿，在施灸过程中灸量不宜过大。

③如果患者的情绪不稳，或在 v 过饥、过饱、醉酒、劳累、阴虚内热等状态下，要尽量避免使用艾灸疗法。

④患者在艾灸前最好喝一杯温水，水的温度应略高于体温为宜，在每次灸治结束后再补充一杯热水。

⑤施灸的过程如果出现发热、口渴、出红疹、皮肤瘙痒等异常症状时，一般不要惊慌，继续采用艾灸疗法灸治下去，这些症状就会消失。

⑥施灸的时间长短应该是循序渐进的，施灸的穴位也应该由少至多，热度也是逐渐增加的。

⑦患者在采用艾灸疗法治疗疾病的过程中，尽量不要食生冷的食物（如喝冷水、吃凉饭等），否则会不利于疾病的治疗。

艾灸的适应证与禁忌证

◆适应证

①寒邪内伏：凡受寒、饮冷而致脘腹胀满、消化不良者。

②气虚下陷：凡气虚下陷之症，如胃下垂、子宫脱垂、脱肛等。

③寒热虚实：如疔疮、疖肿、甲沟炎、痔疮等疾患。

④厥逆吐泻：对厥逆吐泻、脉微细弱者，颇有回阳救逆、镇吐止泻之效。

⑤暴病急证：例如霍乱吐泻、四肢厥冷、脉微欲绝者；又如中风脱证、鼾呼痰鸣、脸色苍白、脉细而弱者。

⑥诸虚百损：例如子宫脱垂、脱肛、肾虚泄泻等。

◆禁忌证

①凡暴露在外的部位，如颜面，不要直接灸，以防形成瘢痕，影响美观。

②皮薄、肌少、筋肉结聚处，妊娠期妇女的腰骶部、下腹部，男女的乳头、阴部、睾丸等处不要施灸；关节部位不要直接灸；大血管处、心脏部位不要灸，眼球属颜面部，也不要灸。

③极度疲劳、过饥、过饱、酒醉、大汗淋漓、情绪不稳，或妇女行经期间忌灸。

④患有某些传染病或处于高热、昏迷、抽风期间，或身体极度衰竭、形瘦骨立等情况下忌灸。

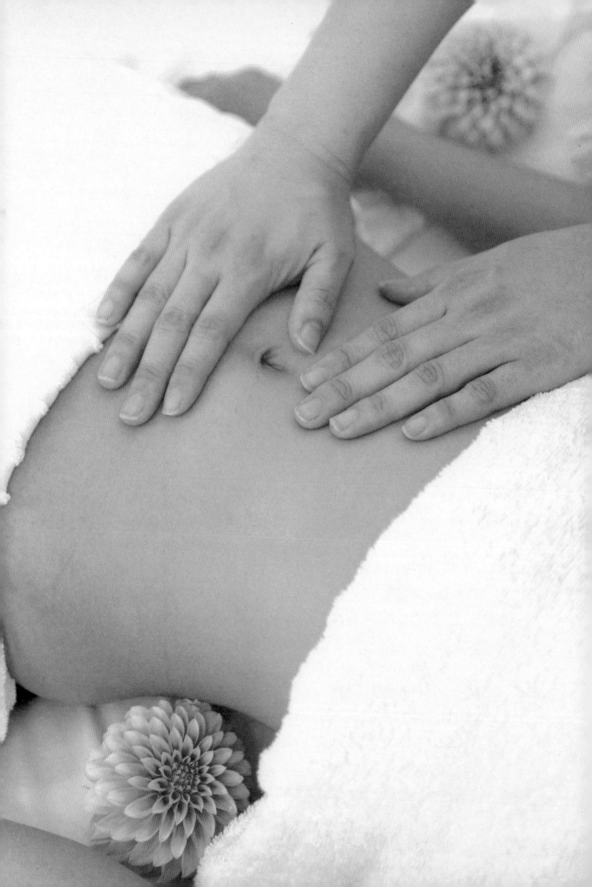

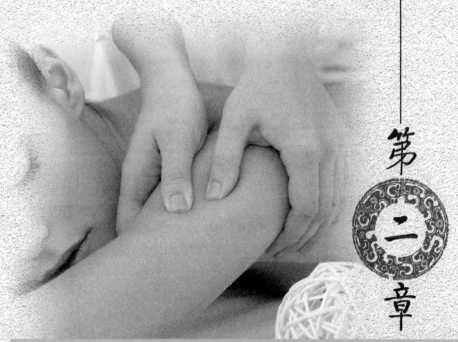

第二章

身心健
——内科疾病中医理疗法

　　一般来说，疾病的转变是由表入里、由轻变重、由简单到复杂的过程。因此，在防治疾病的过程中，如果我们对疾病的转变有所认识，早期就做到有效的治疗，让疾病没有发展的余地，那机体恢复的速度将会快很多，患上疾病，也不会有"病来如山倒，病去如抽丝"的感觉了。那么，如何做到早期治疗呢？请跟着本章走，就能时刻掌握健康的"主动权"，让病去也如山倒般那么快。

感冒

——随证施治祛表邪

感冒是一种因病毒或细菌侵入人体而引发的上呼吸道感染，开始时鼻内有干燥感及痒感，并打喷嚏、全身不适或有低热，随后渐有鼻塞、嗅觉减退、鼻黏膜充血水肿、有大量清水样或脓性分泌物等症状。

 ## 按摩疗法

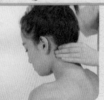

【风池穴】

● **取穴** 位于项部，当枕骨之下，与风府相平，胸锁乳突肌与斜方肌上端之间的凹陷处。

● **按摩** 用拇指和食指、中指相对成钳形拿捏风池穴 30 次。

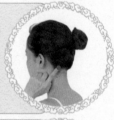

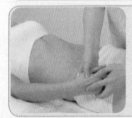

【合谷穴】

● **取穴** 位于手背，第一、第二掌骨间，当第二掌骨桡侧的中点处。

● **按摩** 将拇指指腹放在合谷穴上，适当用力按揉 0.5 ~ 1 分钟。

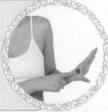

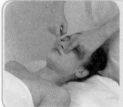

【迎香穴】

● **取穴** 位于鼻翼外缘中点旁，当鼻唇沟中。

● **按摩** 用双手食指指腹点按两侧迎香穴100 ~ 150 次，以重刺激手法操作。

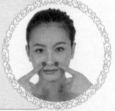

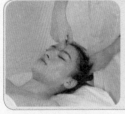

【攒竹穴】

● **取穴** 位于眉毛内侧端，当眼眶上切迹处。

● **按摩** 食指扣拳，用食指第二关节点按两侧攒竹穴 150 次，以重刺激手法操作。

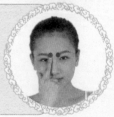

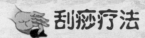

刮痧疗法

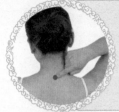

【大椎穴】

● **取穴** 位于后正中线上，第七颈椎棘突下凹陷中。

● **刮痧** 用刮痧板刮拭大椎穴至肩胛部，刮至皮肤出现痧痕为止。

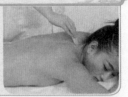

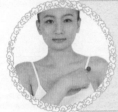

【中府穴】

● **取穴** 位于胸前壁的外上方，云门下1寸，平第一肋间隙，距前正中线6寸。

● **刮痧** 用刮痧板从外向内反复刮拭中府穴，至皮肤出现痧痕为止。

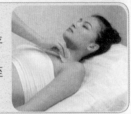

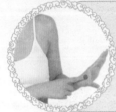

【合谷穴】

● **取穴** 位于手背，第一、第二掌骨间，当第二掌骨桡侧的中点处。

● **刮痧** 用刮痧板从上往下反复刮拭合谷穴，至皮肤出现痧痕为止。

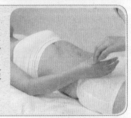

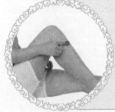

【足三里穴】

● **取穴** 位于小腿前外侧，当犊鼻下3寸，距胫骨前缘一横指（中指）。

● **刮痧** 用刮痧板从上往下反复刮拭足三里穴，刮至出现痧痕为止。

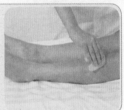

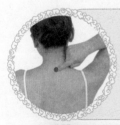

拔罐疗法

【大椎穴】

● **取穴** 位于后正中线上，第七颈椎棘突下凹陷中。

● **拔罐** 将火罐扣在大椎穴上，留罐15分钟，以局部皮肤泛红、充血为度。

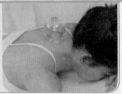

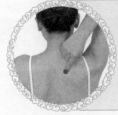

【肺俞穴】

● **取穴** 位于背部，当第三胸椎棘突下，旁开1.5寸。

● **拔罐** 将火罐扣在肺俞穴上，留罐15分钟，以局部皮肤泛红、充血为度。

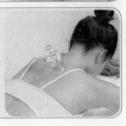

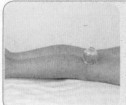

【委中穴】

- **取穴** 位于腘横纹中点，当股二头肌腱与半腱肌肌腱的中间。
- **拔罐** 用同样的方法在委中穴上拔上火罐，留罐15分钟，以局部皮肤泛红、充血为度。

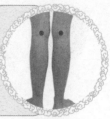

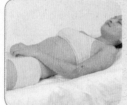

【曲池穴】

- **取穴** 位于肘横纹外侧端，屈肘，当尺泽与肱骨外上髁的连线中点。
- **拔罐** 用拔罐器将气罐吸附在曲池穴上，留罐15分钟。

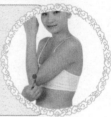

艾灸疗法

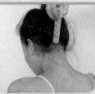

【风府穴】

- **取穴** 位于项部，当后发际正中直上1寸，枕外隆凸直下，两侧斜方肌之间凹陷中。
- **艾灸** 用艾条回旋灸风府穴10~15分钟，有温热感为宜。

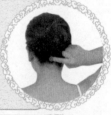

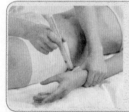

【合谷穴】

- **取穴** 位于手背，第一、第二掌骨间，当第二掌骨桡侧的中点处。
- **艾灸** 用艾条温和灸合谷穴10~15分钟，以穴位处皮肤潮红发热为度。

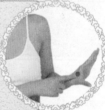

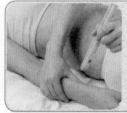

【列缺穴】

- **取穴** 位于前臂桡侧缘，桡骨茎突上方，腕横纹上1.5寸。
- **艾灸** 用艾条温和灸列缺穴10~15分钟，以达至受灸者能忍受的最大热度为佳

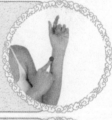

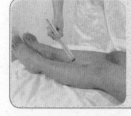

【足三里穴】

- **取穴** 位于小腿前外侧，当犊鼻下3寸，距胫骨前缘一横指（中指）
- **艾灸** 用艾条温和灸足三里穴10~15分钟，以出现明显的循经感传现象为佳。

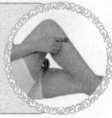

肺炎

——寒战高热兼咳痰

肺炎是指终末气道、肺泡和肺间质等组织病变所发生的炎症。主要临床表现为寒战、高热、咳嗽、咳痰；深呼吸和咳嗽时，有或多或少的痰；部分患者可伴胸痛或呼吸困难；病情严重者可并发肺水肿、败血症、感染性休克、支气管扩张等疾病。本病起病急，自然病程是 7 ~ 10 天。

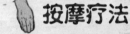

按摩疗法

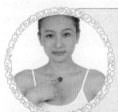

【天突穴】

● **取穴** 位于颈部，前正中线上，胸骨上窝中央。
● **按摩** 用食指和中指指腹点按天突穴 100 次，以重刺激手法操作。

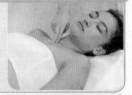

【膻中穴】

● **取穴** 位于胸部，前正中线上，平第四肋间，两乳头连线的中点。
● **按摩** 将掌根放于膻中穴上，轻轻按揉 3 分钟。

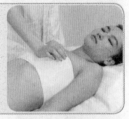

【中府穴】

● **取穴** 位于胸前壁的外上方，云门下 1 寸，平第一肋间隙，距前正中线 6 寸。
● **按摩** 将食指、中指并拢，指腹放于中府穴上，按揉 3 分钟。

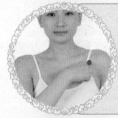

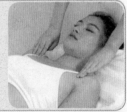

【肺俞穴】

● **取穴** 位于背部，当第三胸椎棘突下，旁开 1.5 寸。
● **按摩** 用双手食指指腹点按两侧肺俞穴 100 ~ 200 次，以重刺激手法操作。

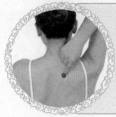

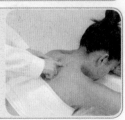

刮痧疗法

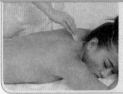
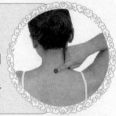

【大椎穴】
- **取穴** 位于后正中线上，第七颈椎棘突下凹陷中。
- **刮痧** 用角刮法由上至下刮拭大椎穴1~3分钟，速度适中，以出痧为度。

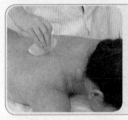
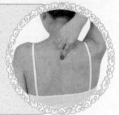

【身柱穴】
- **取穴** 位于背部，后正中线上，第三胸椎棘突下凹陷中。
- **刮痧** 用面刮法由上至下刮拭身柱穴1~3分钟，速度适中，以出痧为度。

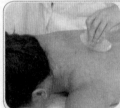
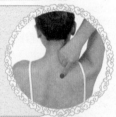

【肺俞穴】
- **取穴** 位于背部，当第三胸椎棘突下，旁开1.5寸。
- **刮痧** 用面刮法由上至下刮拭肺俞穴1~3分钟，速度适中，以出痧为度。

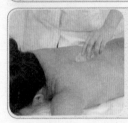
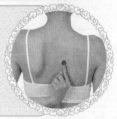

【心俞穴】
- **取穴** 位于背部，当第五胸椎棘突下，旁开1.5寸。
- **刮痧** 用角刮法由上至下刮拭心俞穴1~3分钟，速度适中，以出痧为度。

拔罐疗法

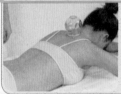
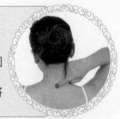

【大椎穴】
- **取穴** 位于后正中线上，第七颈椎棘突下凹陷中。
- **拔罐** 将棉球点燃后，伸入罐内马上抽出，将火罐扣在大椎穴上，留罐10分钟。

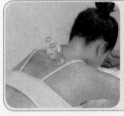
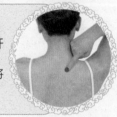

【风门穴】
- **取穴** 位于背部，当第二胸椎棘突下，旁开1.5寸。
- **拔罐** 将棉球点燃后，伸入罐内马上抽出，将火罐扣在风门穴上，留罐10分钟。

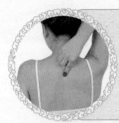

【身柱穴】

● **取穴** 位于背部，后正中线上，第三胸椎棘突下凹陷中。

● **拔罐** 将棉球点燃后，伸入罐内马上抽出，将火罐扣在身柱穴上，留罐10分钟。

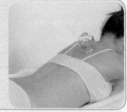

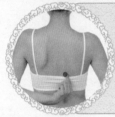

【膈俞穴】

● **取穴** 位于背部，当第七胸椎棘突下，旁开1.5寸。

● **拔罐** 将棉球点燃后，伸入罐内马上抽出，将火罐扣在膈俞穴上，留罐10分钟。

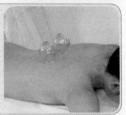

艾灸疗法

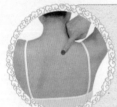

【风门穴】

● **取穴** 位于背部，当第二胸椎棘突下，旁开1.5寸。

● **艾灸** 点燃艾灸盒放在风门穴上，灸10～15分钟，以局部皮肤潮红发热为度。

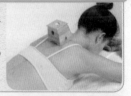

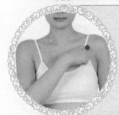

【中府穴】

● **取穴** 位于胸前壁的外上方，云门下1寸，平第一肋间隙，距前正中线6寸。

● **艾灸** 用艾条温和灸中府穴10～15分钟。

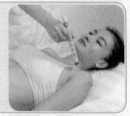

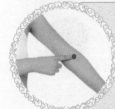

【尺泽穴】

● **取穴** 位于肘横纹中，肱二头肌腱桡侧凹陷处。

● **艾灸** 用艾条温和灸尺泽穴10～15分钟，以施灸部位出现红晕为度。

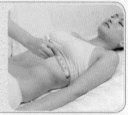

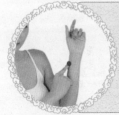

【列缺穴】

● **取穴** 位于前臂桡侧缘，桡骨茎突上方，腕横纹上1.5寸，当肱桡肌与拇长展肌腱之间。

● **艾灸** 用艾条温和灸列缺穴10～15分钟，有温热感为度。

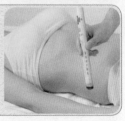

咳嗽

——痰多喉痒肺感染

　　咳嗽是呼吸系统疾病的主要症状，中医认为咳嗽是因外感六淫，影响于肺所致的有声有痰之症。咳嗽的原因有上呼吸道感染、支气管炎、肺炎、喉炎等。咳嗽的主要症状：痰多色稀白或黄稠，量少，喉间有痰声，易咳出，似水笛哮鸣声，喉痒欲咳。在治疗的同时，通过刺激穴位也可以缓解和治疗咳嗽。

按摩疗法

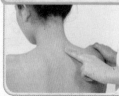

【定喘穴】

● **取穴** 位于背部，当第七颈椎棘突下，旁开0.5寸。

● **按摩** 以食指、中指指腹置于定喘穴上，以环形有规律地按揉3～5分钟。

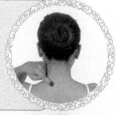

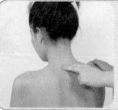

【大椎穴】

● **取穴** 位于后正中线上，第七颈椎棘突下凹陷处。

● **按摩** 将食指、中指置于大椎穴上按揉1～2分钟，以局部有酸胀感为宜。

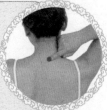

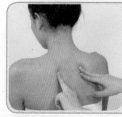

【肺俞穴】

● **取穴** 位于背部，当第三胸椎棘突下，旁开1.5寸。

● **按摩** 将食指紧并于中指，在肺俞穴上做环形按揉动作3分钟。

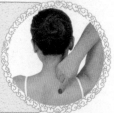

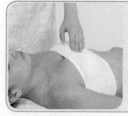

【膻中穴】

● **取穴** 位于胸部当前正中线上，平第四肋间，两乳头连线中点。

● **按摩** 将食指、中指、无名指并拢，三指指腹按揉膻中穴3分钟，以皮肤发红为度。

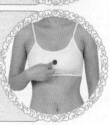

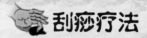

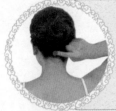

【风府穴】

● **取穴** 位于项部，当后发际正中直上1寸，枕外隆凸直下，两侧斜方肌之间凹陷中。

● **刮痧** 用角刮法由上向下刮拭风府穴，反复刮至皮肤出现痧痕为止。

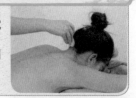

【大椎穴】

● **取穴** 位于后正中线上，第七颈椎棘突下凹陷中。

● **刮痧** 用角刮法重刮大椎穴50次，以出痧为度。

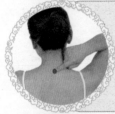

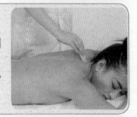

【肺俞穴】

● **取穴** 位于背部，当第三胸椎棘突下，旁开1.5寸。

● **刮痧** 用面刮法由上向下刮拭肺俞穴，由轻到重，反复刮至皮肤出现痧痕为止。

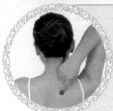

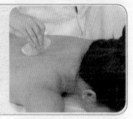

【至阳穴】

● **取穴** 位于背部，当后正中线上，第七胸椎棘突下凹陷中。

● **刮痧** 用角刮法由上向下刮拭至阳穴，由轻到重，反复刮至皮肤出现痧痕为止。

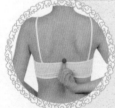

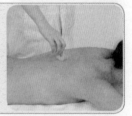

【合谷穴】

● **取穴** 位于手背，第一、第二掌骨间，当第二掌骨桡侧的中点处。

● **刮痧** 用刮痧板从上往下反复刮拭合谷穴，直至皮肤出现痧痕为止。

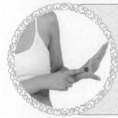

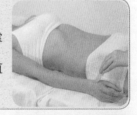

【膻中穴】

● **取穴** 位于胸部，当前正中线上，平第四肋间，两乳头连线中点。

● **刮痧** 用角刮法由上向下刮拭膻中穴，由轻到重，反复刮至皮肤出现痧痕为止。

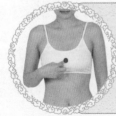

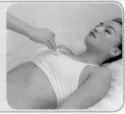

艾灸疗法

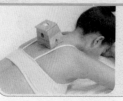

【肺俞穴】
● **取穴** 位于背部，当第三胸椎棘突下，旁开1.5寸。
● **艾灸** 将燃着的艾灸盒放于肺俞穴上灸10～15分钟，以局部皮肤潮红、发热为度。

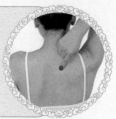

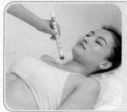

【天突穴】
● **取穴** 位于颈部，当前正中线上，胸骨上窝中央。
● **艾灸** 用艾条温和灸天突穴10～15分钟，以施灸部位温热舒适而无灼烫感为宜。

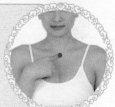

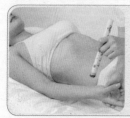

【神门穴】
● **取穴** 位于腕横纹尺侧端，尺侧腕屈肌腱的桡侧凹陷处。
● **艾灸** 用艾条温和灸神门穴10～15分钟，以施灸部位温热舒适而无灼烫感为宜。

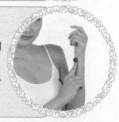

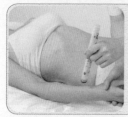

【列缺穴】
● **取穴** 位于前臂桡侧缘，桡骨茎突上方，腕横纹上1.5寸。
● **艾灸** 用艾条温和灸列缺穴10～15分钟，以施灸部位温热舒适而无灼烫感为宜。

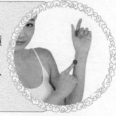

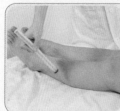

【丰隆穴】
● **取穴** 位于小腿前外侧，当外踝尖上8寸，距胫骨前缘二横指（中指）。
● **艾灸** 用艾条温和灸丰隆穴10～15分钟。

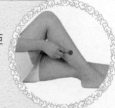

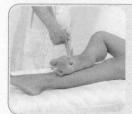

【涌泉穴】
● **取穴** 位于足底第二、第三趾趾缝纹头与足跟连线前1/3与后2/3交点上。
● **艾灸** 用艾条温和灸涌泉穴10～15分钟，以施灸部位温热舒适而无灼烫感为宜。

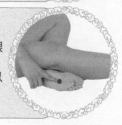

支气管炎

——气促痰鸣为主症

　　支气管炎是指气管、支气管黏膜及其周围组织的慢性非特异性炎症，临床上以长期咳嗽、咳痰、喘息以及反复呼吸道感染为特征。部分患者起病之前先有急性上呼吸道感染，如急性咽喉炎、感冒等。当合并呼吸道感染时，细支气管黏膜充血水肿，痰液阻塞及支气管管腔狭窄，可产生气喘（喘息）的症状。

 按摩疗法

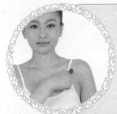

【中府穴】
- **取穴** 位于胸前壁的外上方，云门下1寸，平第一肋间隙，距前正中线6寸。
- **按摩** 将拇指指腹放在中府穴上，适当用力按揉0.5~1分钟。

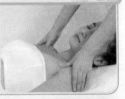

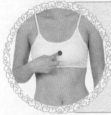

【膻中穴】
- **取穴** 位于胸部，前正中线上，平第四肋间，两乳头连线的中点。
- **按摩** 将掌根放于膻中穴上，轻轻按揉3分钟。

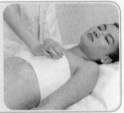

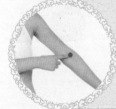

【尺泽穴】
- **取穴** 位于肘横纹中，肱二头肌桡侧凹陷处。
- **按摩** 将拇指指腹放在尺泽穴上，适当用力按揉1分钟，以有酸胀感为佳，双手交替进行。

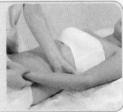

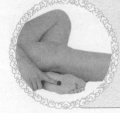

【涌泉穴】
- **取穴** 位于足底第二、第三趾趾缝纹头与足跟连线的前1/3与后2/3交点上。
- **按摩** 四指并拢按在涌泉穴上，反复搓擦1分钟，以足心发热为佳。

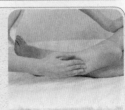

刮痧疗法

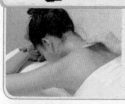

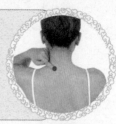

【定喘穴】
● **取穴** 位于背部，当第七颈椎棘突下，旁开0.5寸。
● **刮痧** 用面刮法自上而下刮拭定喘穴30次，以出痧为度。

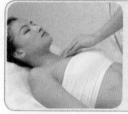

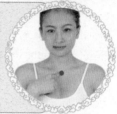

【天突穴】
● **取穴** 位于颈部，前正中线上，胸骨上窝中央。
● **刮痧** 用角刮法在天突处施以旋转回环的连续刮拭动作，至皮肤出现痧痕为止。

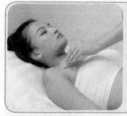

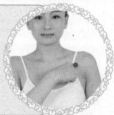

【中府穴】
● **取穴** 位于胸前壁的外上方，云门下1寸，平第一肋间隙，距前正中线6寸。
● **刮痧** 用角刮法在中府穴处施以旋转回环的连续刮拭动作30次。

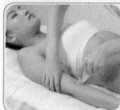

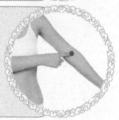

【尺泽穴】
● **取穴** 位于肘横纹中，肱二头肌桡侧凹陷处。
● **刮痧** 用角刮法刮拭尺泽穴，刮至皮肤出现痧痕为止。

拔罐疗法

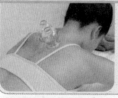

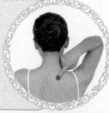

【风门穴】
● **取穴** 位于背部,当第二胸椎棘突下,旁开1.5寸。
● **拔罐** 将棉球点燃后，伸入罐内马上抽出，然后迅速将火罐扣在风门穴上，留罐10～15分钟。

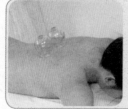

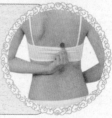

【膈俞穴】
● **取穴** 位于背部，当第七胸椎棘突下，旁开1.5寸。
● **拔罐** 将棉球点燃后，伸入罐内马上抽出，然后迅速将火罐扣在膈俞穴上，留罐10～15分钟。

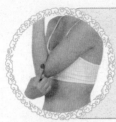

【曲池穴】

● **取穴** 位于肘横纹外侧端，屈肘，尺泽与肱骨外上髁连线中点。

● **拔罐** 用拔罐器将气罐吸附在曲池穴上，留罐15分钟，以局部皮肤泛红、充血为度。

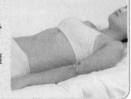

【尺泽穴】

● **取穴** 位于肘横纹中，肱二头肌桡侧凹陷处。

● **拔罐** 用拔罐器将气罐吸附在尺泽穴上，留罐15分钟，以局部皮肤泛红、充血为度。

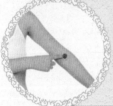

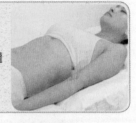

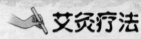

艾灸疗法

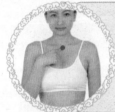

【天突穴】

● **取穴** 位于颈部，前正中线上，胸骨上窝中央。

● **艾灸** 用艾条悬灸天突穴10～15分钟，以施灸部位出现红晕为度。

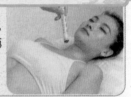

【膻中穴】

● **取穴** 位于胸部，前正中线上，平第四肋间，两乳头连线的中点。

● **艾灸** 用艾条悬灸膻中穴10～15分钟，以有温热感为度。

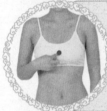

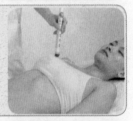

【关元穴】

● **取穴** 位于下腹部，前正中线上，当脐中下3寸。

● **艾灸** 点燃艾灸盒灸治关元穴10～15分钟，至局部皮肤潮红、发热为止。

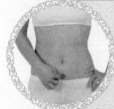

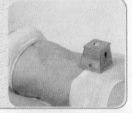

【足三里穴】

● **取穴** 位于小腿前外侧，当犊鼻下3寸，距胫骨前缘一横指（中指）。

● **艾灸** 用艾条温和灸足三里穴10～15分钟。

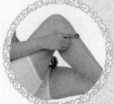

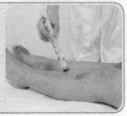

急性扁桃体炎

——红肿疼痛伴高热

扁桃体位于扁桃体隐窝内，是人体呼吸道的第一道免疫器官。但它的免疫能力只能达到一定的效果，当吸入的病原微生物数量较多或吸入毒力较强的病原菌时，就会引起相应的症状，如出现红肿、疼痛、化脓，高热畏寒，伴有头痛、咽痛、发热等症状，患者感到非常痛苦。

按摩疗法

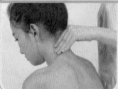

【风池穴】
- **取穴** 位于项部，当枕骨之下，与风府相平，胸锁乳突肌与斜方肌上端之间的凹陷处。
- **按摩** 用四指与拇指相对如钳形，拿捏风池穴30次。

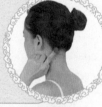

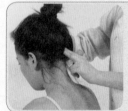

【风府穴】
- **取穴** 位于项部，当后发际正中直上1寸，枕外隆凸直下，两侧斜方肌之间凹陷中。
- **按摩** 将食指与中指指腹放于风府穴上，顺时针按揉2分钟。

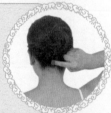

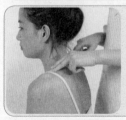

【肩井穴】
- **取穴** 位于肩上，前直乳中，当大椎与肩峰端连线的中点上。
- **按摩** 将食指压于中指上，用力按揉肩井穴5分钟，以局部有酸胀感为宜。

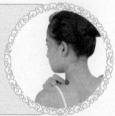

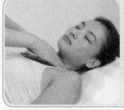

【人迎穴】
- **取穴** 位于颈部，结喉旁，当胸锁乳突肌的前缘，颈总动脉搏动处。
- **按摩** 用四指指腹在人迎穴处用力按揉100～200次，至潮红发热为止。

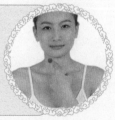

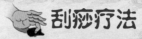

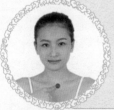

【天突穴】

- **取穴** 位于颈部,当前正中线上,胸骨上窝中央。
- **刮痧** 用角刮法轻柔刮拭天突穴 1 ~ 2 分钟,力度适中,以潮红出痧为度。

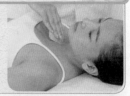

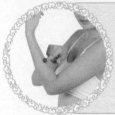

【孔最穴】

- **取穴** 位于前臂掌面桡侧,当尺泽与太渊的连线上,腕横纹上 7 寸。
- **刮痧** 用面刮法刮拭孔最穴 10 ~ 15 遍,以出痧为度。

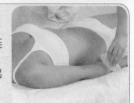

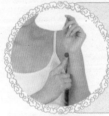

【大陵穴】

- **取穴** 位于腕掌横纹的中点处,当掌长肌腱与桡侧腕屈肌腱之间。
- **刮痧** 用角刮法刮拭大陵穴 30 次,力度适中,以潮红发热为度。

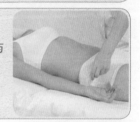

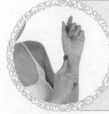

【太渊穴】

- **取穴** 位于腕掌横纹桡侧,桡动脉搏动处。
- **刮痧** 用角刮法稍用力刮拭太渊穴 30 次,可不出痧,以局部潮红发热为度。

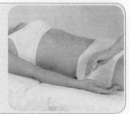

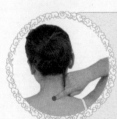

【大椎穴】

- **取穴** 位于后正中线上,第七颈椎棘突下凹陷中。
- **拔罐** 将棉球点燃后,伸入罐内马上抽出,然后迅速将火罐扣在大椎穴上,留罐 15 分钟。

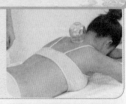

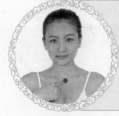

【天突穴】

- **取穴** 位于颈部,前正中线上,胸骨上窝中央。
- **拔罐** 用拔罐器将气罐吸附在天突穴上,留罐 15 分钟,以局部皮肤泛红、充血为度。

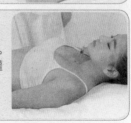

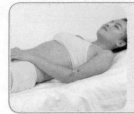

【曲池穴】

- **取穴** 位于肘横纹外侧端，屈肘，当尺泽与肱骨外上髁的连线中点。
- **拔罐** 用拔罐器将气罐吸附在曲池穴上，留罐15分钟。

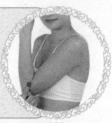

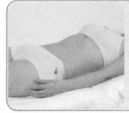

【合谷穴】

- **取穴** 位于手背，第一、第二掌骨间，当第二掌骨桡侧的中点处。
- **拔罐** 用拔罐器将气罐吸附在合谷穴上，留罐15分钟，以局部皮肤泛红、充血为度。

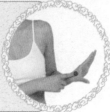

 # 艾灸疗法

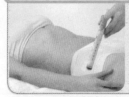

【合谷穴】

- **取穴** 位于手背，第一、第二掌骨间，当第二掌骨桡侧的中点处。
- **艾灸** 用艾条回旋灸合谷穴 10 ~ 15 分钟，以出现明显的循经感传现象为佳。

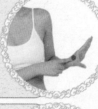

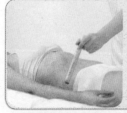

【列缺穴】

- **取穴** 位于前臂桡侧缘，桡骨茎突上方，腕横纹上1.5寸，当肱桡肌与拇长展肌腱之间。
- **艾灸** 用艾条回旋灸列缺穴 10 ~ 15 分钟。

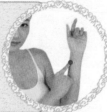

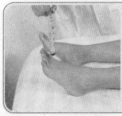

【内庭穴】

- **取穴** 位于足背，当第二、第三趾骨结合部前方凹陷处。
- **艾灸** 用艾条悬灸内庭穴 10 ~ 15 分钟，以穴位处皮肤潮红、发热为度。

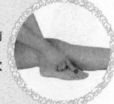

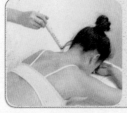

【大椎穴】

- **取穴** 位于后正中线上，第七颈椎棘突下凹陷中。
- **艾灸** 用艾条悬灸大椎穴 10 ~ 15 分钟，至感觉局部温热舒适而不灼烫为宜。

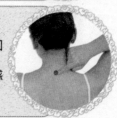

哮喘

——喘息气促呼吸难

哮喘是指喘息、气促、咳嗽、胸闷等症状突然发生，或原有症状急剧加重，常有呼吸困难症状，以呼气量降低为其发病特征。这些症状经常在患者接触烟雾、香水、油漆、灰尘、宠物、花粉等刺激性气体或变应原之后发作，夜间或清晨症状也容易发生或加剧，由接触刺激物或呼吸道感染所诱发。

按摩疗法

【天突穴】

● **取穴** 位于颈部，前正中线上，胸骨上窝中央。
● **按摩** 食指与中指并拢，两指指尖放于天突穴上，以环形按揉50次，力度轻柔，速度适中。

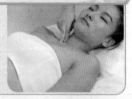

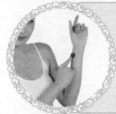

【列缺穴】

● **取穴** 位于前臂桡侧缘，桡骨茎突上方，腕横纹上1.5寸，肱桡肌与拇长展肌腱之间。
● **按摩** 用拇指按揉列缺穴3～5分钟，以局部有酸痛感为宜。

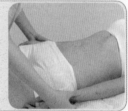

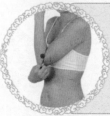

【曲池穴】

● **取穴** 位于肘横纹外侧端，屈肘，尺泽与肱骨外上髁连线中点。
● **按摩** 用拇指指腹按揉曲池穴3～5分钟，力度适中，以局部有酸痛感为宜。

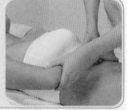

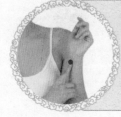

【内关穴】

● **取穴** 位于前臂掌侧，曲泽与大陵的连线上，腕横纹上2寸，掌长肌腱与桡侧腕屈肌腱之间。
● **按摩** 用拇指指腹按揉内关穴3～5分钟，以潮红发热为佳。

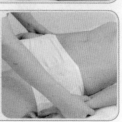

刮痧疗法

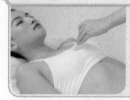
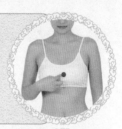

【膻中穴】
- **取穴** 位于胸部，前正中线上，平第四肋间，两乳头连线的中点。
- **刮痧** 用角刮法刮拭膻中穴30次，可不出痧。

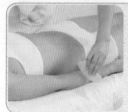
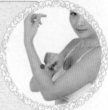

【孔最穴】
- **取穴** 位于前臂掌面桡侧，尺泽与太渊连线上，腕横纹上7寸。
- **刮痧** 用刮痧板厚边棱角面侧刮拭孔最穴30次，以出痧为度。

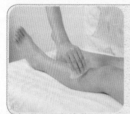
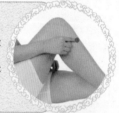

【足三里穴】
- **取穴** 位于小腿前外侧，当犊鼻下3寸，距胫骨前缘一横指（中指）。
- **刮痧** 用面刮法刮拭足三里穴30次，以出痧为度。

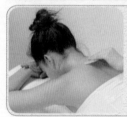
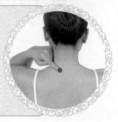

【定喘穴】
- **取穴** 位于背部，当第七颈椎棘突下，旁开0.5寸。
- **刮痧** 用面刮法刮拭定喘穴30次，以出痧为度。

拔罐疗法

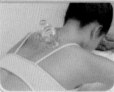
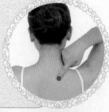

【风门穴】
- **取穴** 位于背部，当第二胸椎棘突下，旁开1.5寸。
- **拔罐** 将棉球点燃后，伸入罐内马上抽出，然后迅速将火罐扣在风门穴上，留罐20分钟。

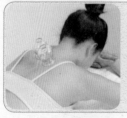
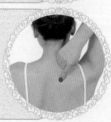

【肺俞穴】
- **取穴** 位于背部，当第三胸椎棘突下，旁开1.5寸。
- **拔罐** 将棉球点燃后，伸入罐内马上抽出，然后迅速将火罐扣在肺俞穴上，留罐20分钟。

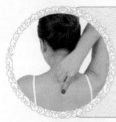

【身柱穴】

● **取穴** 位于背部，后正中线上，第三胸椎棘突下凹陷中。

● **拔罐** 将棉球点燃后，伸入罐内马上抽出，然后迅速将火罐扣在身柱穴上，留罐10分钟。

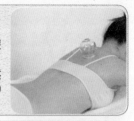

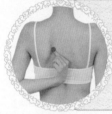

【膏肓穴】

● **取穴** 位于背部，当第四胸椎棘突下，旁开3寸。

● **拔罐** 将棉球点燃后，伸入罐内马上抽出，然后迅速将火罐扣在膏肓穴上，留罐10分钟。

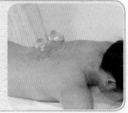

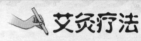
艾灸疗法

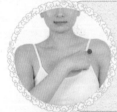

【中府穴】

● **取穴** 位于胸前壁的外上方，云门下1寸，平第一肋间隙，距前正中线6寸。

● **艾灸** 用艾条温和灸中府穴10～15分钟，有温热感为度。

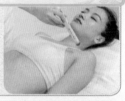

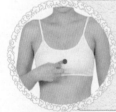

【膻中穴】

● **取穴** 位于胸部，前正中线上，平第四肋间，两乳头连线的中点。

● **艾灸** 用艾条温和灸膻中穴10～15分钟，有温热感为度。

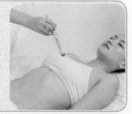

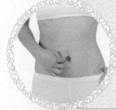

【神阙穴】

● **取穴** 位于腹中部，脐中央。

● **艾灸** 点燃艾灸盒放于神阙穴上，灸10～15分钟，至局部皮肤潮红为止。

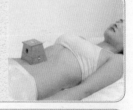

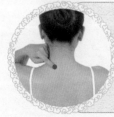

【定喘穴】

● **取穴** 位于背部，当第七颈椎棘突下，旁开0.5寸。

● **艾灸** 点燃艾灸盒放于定喘穴上灸10～15分钟，至局部皮肤潮红为止。

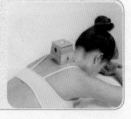

鼻炎

——鼻塞流涕过敏频

鼻炎是五官科最常见的疾病之一，一般可分为急性鼻炎及过敏性鼻炎等。急性鼻炎俗称"伤风""感冒"，多为急性呼吸道感染的一个并发症，以鼻塞、流涕、打喷嚏为主要症状。过敏性鼻炎又名变态反应性鼻炎，是以鼻黏膜潮湿水肿、黏液腺增生、上皮下嗜酸细胞浸润为主的一种异常反应。

按摩疗法

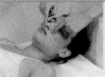

【迎香穴】

- **取穴** 位于鼻唇沟中，平鼻翼外缘中点处。
- **按摩** 用食指指腹轻轻点按迎香穴 30 次，再以顺时针方向做回旋揉动 1 分钟。

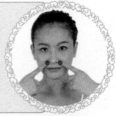

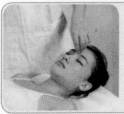

【印堂穴】

- **取穴** 位于额部，当两眉头之中间。
- **按摩** 用拇指和食指、中指相对，挟提印堂穴 50 次，以感到酸胀为度。

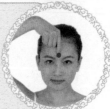

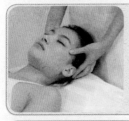

【太阳穴】

- **取穴** 位于颞部，当眉梢与目外眦之间，向后约一横指的凹陷处。
- **按摩** 用双手拇指指腹按揉太阳穴 1 分钟，以有酸胀感为度。

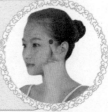

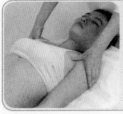

【中府穴】

- **取穴** 位于胸前壁的外上方，云门下 1 寸，平第一肋间隙，距前正中线 6 寸。
- **按摩** 用拇指在中府穴上用力向下按压 1 分钟。

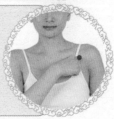

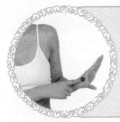

【合谷穴】

- **取穴** 位于手背，第一、第二掌骨间，当第二掌骨桡侧的中点处。
- **按摩** 用拇指指腹按揉合谷穴 1 ~ 3 分钟，以潮红发热为度。

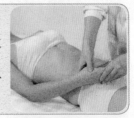

【尺泽穴】

- **取穴** 位于肘横纹上，肱二头肌腱桡侧。
- **按摩** 用拇指指腹按揉尺泽穴 1 ~ 3 分钟，以潮红发热为度。

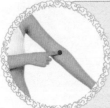

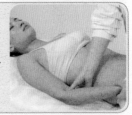

刮痧疗法

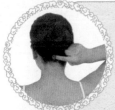

【风府穴】

- **取穴** 位于项部，当后发际正中直上 1 寸，枕外隆凸直下，两侧斜方肌之间凹陷中。
- **刮痧** 用角刮法刮拭风府穴，重复 20 ~ 30 次，以出痧为度。

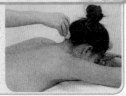

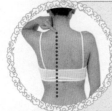

【夹脊穴】

- **取穴** 位于背腰部，当第一胸椎至第五腰椎棘突下两侧，后正中线旁开 0.5 寸，一侧 17 穴。
- **刮痧** 用面刮法用力刮拭夹脊穴 10 ~ 15 遍，至出痧为止。

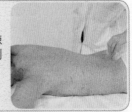

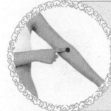

【尺泽穴】

- **取穴** 位于肘横纹上，肱二头肌腱桡侧凹陷中。
- **刮痧** 用角刮法刮拭尺泽穴，重复 20 ~ 30 次，以出痧为度。

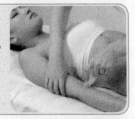

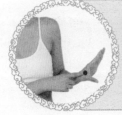

【合谷穴】

- **取穴** 位于手背，第一、第二掌骨间，当第二掌骨桡侧的中点处。
- **刮痧** 用角刮法刮拭合谷穴，重复 20 ~ 30 次，以出痧为度。

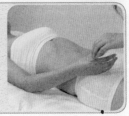

拔罐疗法

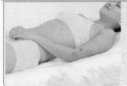

【曲池穴】

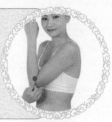

● **取穴** 位于肘横纹外侧端，屈肘，当尺泽与肱骨外上髁的连线中点。
● **拔罐** 用拔罐器将气罐吸附在曲池穴上，留罐15分钟。

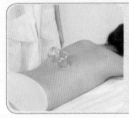

【胆俞穴】

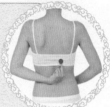

● **取穴** 位于背部，当第十胸椎棘突下，旁开1.5寸。
● **拔罐** 将棉球点燃后，伸入罐内马上抽出，然后迅速将火罐扣在胆俞穴上，留罐15分钟。

艾灸疗法

【上星穴】

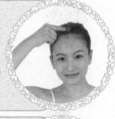

● **取穴** 位于头部，当前发际正中直上1寸。
● **艾灸** 用艾条回旋灸上星穴10~15分钟，热力要能够深入体内，直达病所。

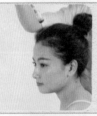

【曲差穴】

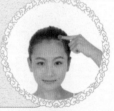

● **取穴** 位于头部，当前发际正中直上0.5寸，旁开1.5寸。
● **艾灸** 用艾条回旋灸曲差穴10~15分钟，以施灸部位出现红晕为度。

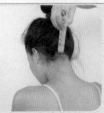

【风府穴】

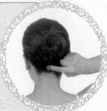

● **取穴** 位于项部，当后发际正中直上1寸，枕外隆凸直下，两侧斜方肌之间凹陷中。
● **艾灸** 用艾条回旋灸风府穴10~15分钟。

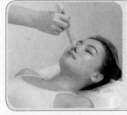

【迎香穴】

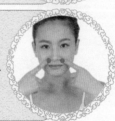

● **取穴** 位于鼻翼外缘中点旁，当鼻唇沟中。
● **艾灸** 用艾条回旋灸迎香穴10~15分钟，以穴位处皮肤潮红为度。

睑腺炎

——疼痛肿胀眼难睁

睑腺炎俗称针眼，分为两型：外睑腺炎和内睑腺炎。外睑腺炎指睫毛毛囊部的皮脂腺的急性化脓性炎症，发病初期，眼睑局部有红肿，有硬结，有明显的胀疼、压痛，数日后硬结逐渐软化，在睫毛根部形成黄色的脓疱。内睑腺炎指毛囊附近的睑板腺的急性化脓性炎症，发病初期，眼睑红肿，疼痛感较重。

 按摩疗法

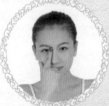

【攒竹穴】
- ● **取穴** 位于面部，当眉头凹陷中，眶上切迹处。
- ● **按摩** 将双手食指指腹放于攒竹穴上，顺时针按揉3分钟，力度适中。

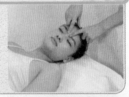

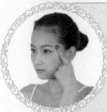

【丝竹空穴】
- ● **取穴** 位于面部，当眉梢凹陷处。
- ● **按摩** 将双手中指放于丝竹空穴上，顺时针按揉5分钟，力度由轻至重。

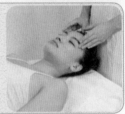

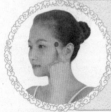

【太阳穴】
- ● **取穴** 位于颞部，当眉梢与目外眦之间，向后约一横指的凹陷处。
- ● **按摩** 将拇指指尖放于太阳穴上，顺时针或逆时针方向按揉太阳穴30次。

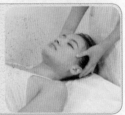

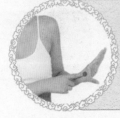

【合谷穴】
- ● **取穴** 位于手背，第一、第二掌骨间，当第二掌骨桡侧的中点处。
- ● **按摩** 将拇指指尖放于合谷穴上，食指顶于掌面，由轻渐重掐压2分钟。

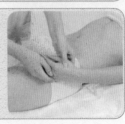

刮痧疗法

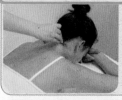

【风池穴】

- **取穴** 位于项部，当枕骨之下，与风府相平，胸锁乳突肌与斜方肌上端之间的凹陷处。
- **刮痧** 用刮痧板角部重刮风池穴 30 次，以出痧为度。

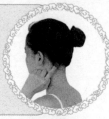

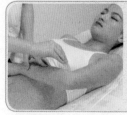

【曲池穴】

- **取穴** 位于肘横纹外侧端，屈肘，当尺泽与肱骨外上髁的连线中点。
- **刮痧** 用角刮法刮拭曲池穴 30 次，力度适中，以皮肤潮红为宜。

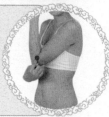

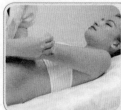

【天井穴】

- **取穴** 位于臂外侧，屈肘时，当肘尖直上 1 寸凹陷处。
- **刮痧** 用角刮法刮拭天井穴 30 次，力度适中，以潮红发热为度。

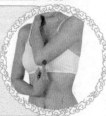

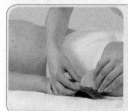

【少泽穴】

- **取穴** 位于手小指末节尺侧，距指甲角 0.1 寸（指寸）。
- **刮痧** 用角刮法刮拭少泽穴 30 次，力度适中，可不出痧。

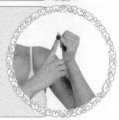

拔罐疗法

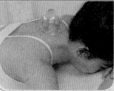

【大椎穴】

- **取穴** 位于后正中线上，第七颈椎棘突下凹陷中。
- **拔罐** 将棉球点燃后，伸入罐内马上抽出，将火罐扣在大椎穴上，留罐 10 分钟。

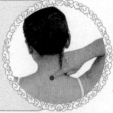

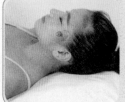

【太阳穴】

- **取穴** 位于颞部，当眉梢与目外眦之间，向后约一横指的凹陷处。
- **拔罐** 用拔罐器将气罐吸附在太阳穴上，留罐 15 分钟，以局部皮肤泛红、充血为度。

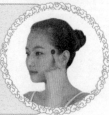

鼻出血

——内因外因需辨明

　　鼻出血是常见的临床症状之一。鼻腔黏膜中的微细血管分布很密，很敏感且脆弱，容易破裂而致出血。偶尔鼻出血的原因有上火、脾气暴躁、心情焦虑，或鼻子被异物撞击、人为击打鼻子等。鼻出血也可由鼻腔本身疾病引起，也可能是全身性疾病所诱发。鼻出血的患者平常要多食水果、蔬菜类容易消化的食物。

 按摩疗法

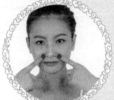

【迎香穴】
- **取穴** 位于鼻翼外缘中点旁，当鼻唇沟中间。
- **按摩** 将双手食指放于鼻翼两侧的迎香穴上，按揉5分钟。

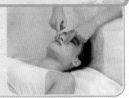

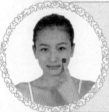

【巨髎穴】
- **取穴** 位于面部，瞳孔直下，平鼻翼下缘处，当鼻唇沟外侧。
- **按摩** 将双手食指、中指紧并，放于两侧巨髎穴上，适当用力按揉5分钟。

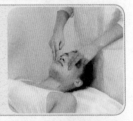

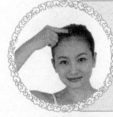

【上星穴】
- **取穴** 位于头部，当前发际正中直上1寸。
- **按摩** 将食指、中指紧并，推按上星穴1～3分钟，以局部有酸胀感为宜。

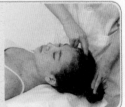

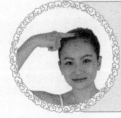

【神庭穴】
- **取穴** 位于头部，当前发际正中直上0.5寸。
- **按摩** 用食指指腹稍用力推按神庭穴1～3分钟，以局部有酸胀感为宜。

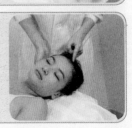

刮痧疗法

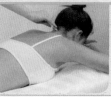
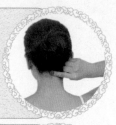

【哑门穴】
- **取穴** 位于项部，当后发际正中直上0.5寸，第一颈椎下。
- **刮痧** 用角刮法刮拭哑门穴30次，以皮肤潮红为度。

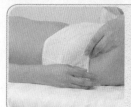
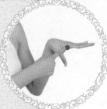

【二间穴】
- **取穴** 微握拳，位于手食指本节（第二掌指关节）前，桡侧凹陷处。
- **刮痧** 用角刮法刮拭二间穴5分钟，力度适中。

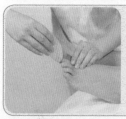
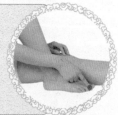

【厉兑穴】
- **取穴** 位于足第二趾末节外侧，距趾甲角0.1寸（指寸）。
- **刮痧** 角刮法刮拭厉兑穴30次，力度适中，以出痧为度。

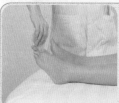
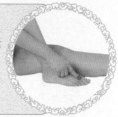

【内庭穴】
- **取穴** 位于足背，当第二、第三趾间，趾蹼缘后方赤白肉际处。
- **刮痧** 用角刮法刮拭内庭穴30次，力度适中，以出痧为度。

 ## 拔罐疗法

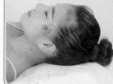
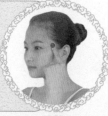

【太阳穴】
- **取穴** 位于颞部，当眉梢与目外眦之间，向后约一横指的凹陷处。
- **拔罐** 用拔罐器将气罐吸附在太阳穴上，留罐15分钟，以局部皮肤泛红、充血为度。

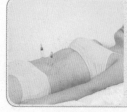
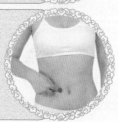

【天枢穴】
- **取穴** 位于腹中部，距脐中2寸。
- **拔罐** 用拔罐器将气罐吸附在天枢穴上，留罐15分钟，以局部皮肤泛红、充血为度。

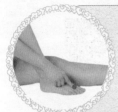

【内庭穴】

● **取穴** 位于足背，当第二、第三趾间，趾蹼缘后方赤白肉际处。

● **拔罐** 用拔罐器将气罐吸附在内庭穴上，留罐15分钟，以局部皮肤泛红、充血为度。

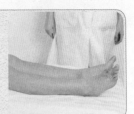

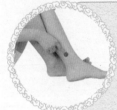

【三阴交穴】

● **取穴** 位于小腿内侧，当足内踝尖上3寸，胫骨内侧缘后方。

● **拔罐** 用拔罐器将气罐吸附在三阴交穴上，留罐15分钟，以局部皮肤泛红、充血为度。

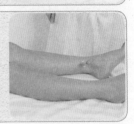

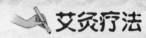

艾灸疗法

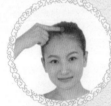

【上星穴】

● **取穴** 位于头部，当前发际正中直上1寸。

● **艾灸** 用艾条悬灸上星穴10～15分钟，至感觉局部温热舒适而不灼烫为宜。

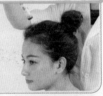

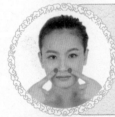

【迎香穴】

● **取穴** 位于鼻翼外缘中点旁，当鼻唇沟中间。

● **艾灸** 用艾条悬灸迎香穴10～15分钟，以施灸部位出现红晕为度。

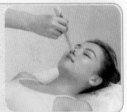

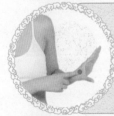

【合谷穴】

● **取穴** 位于手背，第一、第二掌骨间，当第二掌骨桡侧的中点处。

● **艾灸** 用艾条温和灸合谷穴10～15分钟。

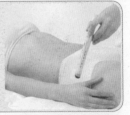

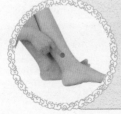

【三阴交穴】

● **取穴** 位于小腿内侧，当足内踝尖上3寸，胫骨内侧缘后方。

● **艾灸** 用艾条温和灸三阴交穴10～15分钟，以达至受灸者能忍受的最大热度为佳。

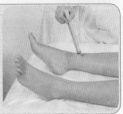

牙痛

——疼痛剧烈风池按

牙痛又称齿痛，是一种常见的口腔科疾病。主要由牙齿本身、牙周组织及颌骨的疾病等所引起。临床主要表现为牙齿疼痛、出现龋齿、牙龈肿胀、龈肉萎缩、牙齿松动、牙龈出血等。遇冷、热、酸、甜等刺激，则疼痛加重。中医认为牙痛是由于外感风邪、胃火炽盛、肾虚火旺、虫蚀牙齿等原因所致。

按摩疗法

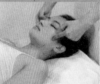

【下关穴】

● **取穴** 位于面部耳前方，当颧弓与下颌切迹所形成的凹陷中。

● **按摩** 将双手食指指腹放于下关穴上，适当用力按揉1分钟。

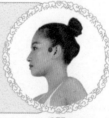

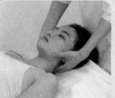

【颊车穴】

● **取穴** 位于面颊部，下颌角前上方约一横指，当咀嚼时咬肌隆起、按之凹陷处。

● **按摩** 将拇指指腹放于颊车穴按压1分钟。

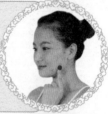

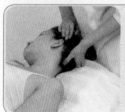

【风池穴】

● **取穴** 位于项部，当枕骨之下，与风府相平，胸锁乳突肌与斜方肌上端之间的凹陷处。

● **按摩** 将拇指指腹放于风池穴上，用力按揉1分钟。

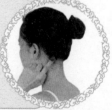

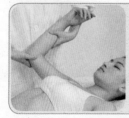

【少海穴】

● **取穴** 屈肘，位于肘横纹内侧端与肱骨内上髁连线的中点处。

● **按摩** 将拇指指尖放在少海穴上，适当用力掐按1分钟。

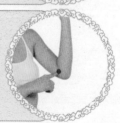

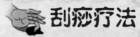

刮痧疗法

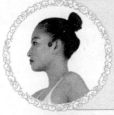

【下关穴】

- **取穴** 位于面部耳前方，当颧弓与下颌切迹所形成的凹陷中。
- **刮痧** 用角刮法由上向下轻柔刮拭下关穴3分钟，可不出痧。

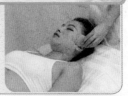

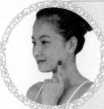

【颊车穴】

- **取穴** 位于面颊部，下颌角前上方约一横指，当咀嚼时咬肌隆起、按之凹陷处。
- **刮痧** 用角刮法刮拭颊车穴3分钟，可不出痧。

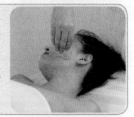

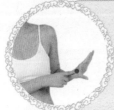

【合谷穴】

- **取穴** 位于手背，第一、第二掌骨间，当第二掌骨桡侧的中点处。
- **刮痧** 用角刮法刮拭合谷穴30次，以出痧为度。

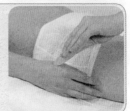

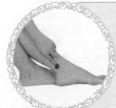

【太溪穴】

- **取穴** 位于足内侧，内踝后方，内踝尖与跟腱之间的中点凹陷处。
- **刮痧** 用角刮法重刮足部太溪穴30次，以出痧为度。

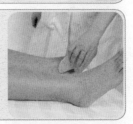

拔罐疗法

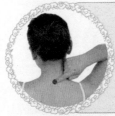

【大椎穴】

- **取穴** 位于后正中线上，第七颈椎棘突下凹陷中。
- **拔罐** 将棉球点燃后，伸入罐内马上抽出，将火罐扣在大椎穴上，留罐10分钟。

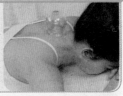

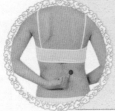

【胃俞穴】

- **取穴** 位于背部，当第十二胸椎棘突下，旁开1.5寸。
- **拔罐** 将棉球点燃后，伸入罐内马上抽出，将火罐扣在胃俞穴上，留罐10分钟。

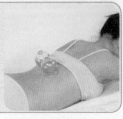

口腔溃疡

——发炎溃烂进食痛

口腔溃疡又称"口疮"，是因不讲卫生或饮食不当，或因身体原因造成的舌尖或口腔黏膜发炎、溃烂的病症。常见症状为，在口腔内唇、舌、颊黏膜、齿龈、硬腭等处出现白色或淡黄色大小不等的溃烂点，常伴有烦躁不安、身体消瘦、发热等症状。患了口疮，要注意口腔卫生，多喝水。

按摩疗法

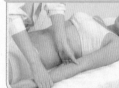

【曲池穴】

- **取穴** 位于肘横纹外侧端，屈肘，当尺泽与肱骨连线的中点。
- **按摩** 用拇指指腹按揉曲池穴 1～3 分钟，以局部有酸麻胀痛感为佳。

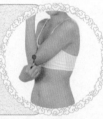

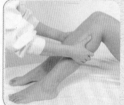

【足三里穴】

- **取穴** 位于小腿前外侧，当犊鼻下 3 寸，距胫骨前缘一横指（中指）。
- **按摩** 用拇指指腹顺时针方向按揉足三里穴 1 分钟。

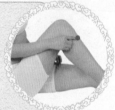

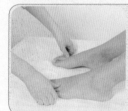

【内庭穴】

- **取穴** 位于足背，当第二、第三趾间，趾蹼缘后方赤白肉际处。
- **按摩** 用拇指指腹稍用力按揉内庭穴 1 分钟。

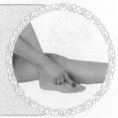

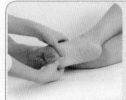

【涌泉穴】

- **取穴** 位于足底部，当足底第二、第三趾趾缝纹头端与足跟连线的前 1/3 与后 2/3 交点上。
- **按摩** 用双手握住脚背，两拇指按压涌泉穴 3～5 分钟。

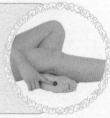

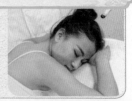

艾灸疗法

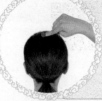

【百会穴】

● **取穴** 位于头部，当前发际正中直上5寸，或两耳尖连线中点处。

● **艾灸** 用艾条温和灸百会穴10～15分钟，至感觉局部温热舒适而不灼烫为宜。

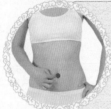

【神阙穴】

● **取穴** 位于腹中部，脐中央。

● **艾灸** 点燃艾灸盒放于神阙穴上灸15分钟，热力要能够深入体内，直达病所。

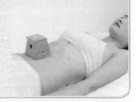

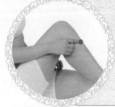

【足三里穴】

● **取穴** 位于小腿前外侧，当犊鼻下3寸，距胫骨前缘一横指（中指）。

● **艾灸** 用艾条温和灸足三里穴10～15分钟。

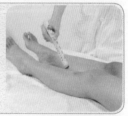

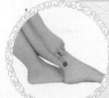

【太溪穴】

● **取穴** 位于足内侧，内踝后方，当内踝尖与跟腱之间的凹陷处。

● **艾灸** 用艾条温和灸太溪穴10～15分钟，以皮肤温热而无灼痛感为度。

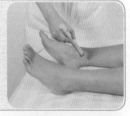

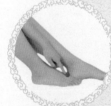

【太冲穴】

● **取穴** 位于足背侧，当第一趾骨间隙的后方凹陷处。

● **艾灸** 用艾条温和灸太冲穴10～15分钟，以达至受灸者能忍受的最大热度为佳。

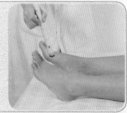

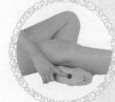

【涌泉穴】

● **取穴** 位于足底部，当足底第二、第三趾趾缝纹头端与足跟连线的前1/3与后2/3交点上。

● **艾灸** 用艾条温和灸涌泉穴10～15分钟。

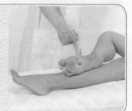

呕吐

——反胃恶心血压低

呕吐是临床常见病证，既可单独为患，亦可见于多种疾病，是机体的一种防御反射动作。可分为三个阶段，即恶心、干呕和呕吐。恶心常为呕吐的前驱症状，表现为上腹部特殊不适感，常伴有头晕、流涎。呕吐常有诱因，如饮食不节、情志不遂、寒暖失宜，以及闻及不良气味等因素。

按摩疗法

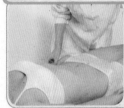

【内关穴】

● **取穴** 位于前臂掌侧，当曲泽与大陵的连线上，腕横纹上 2 寸，掌长肌腱与桡侧腕屈肌腱之间。

● **按摩** 拇指指腹放于内关穴上，力度由轻渐重，按揉 1～2 分钟。

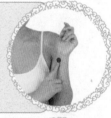

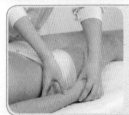

【列缺穴】

● **取穴** 位于前臂桡侧缘，桡骨茎突上方，腕横纹上 1.5 寸，当肱桡肌与拇长展肌腱之间。

● **按摩** 将拇指指尖放于列缺穴上，力度适中，按揉 3 分钟。

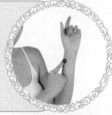

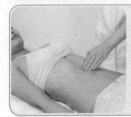

【中脘穴】

● **取穴** 位于上腹部，前正中线上，当脐中上 4 寸。

● **按摩** 将食指、中指、无名指并拢，手指指尖放于中脘穴上，环形按揉 2 分钟，力度适中。

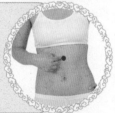

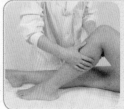

【足三里穴】

● **取穴** 位于小腿前外侧，当犊鼻下 3 寸，距胫骨前缘一横指（中指）。

● **按摩** 将拇指指尖放于足三里穴上，微用力压揉 3 分钟。

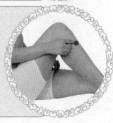

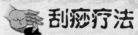 **刮痧疗法**

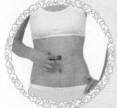

【下脘穴】

● **取穴** 位于上腹部，前正中线上，当脐中上2寸。

● **刮痧** 用角刮法自上而下刮拭下脘穴60次，力度、速度适中，以出痧为度。

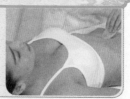

【气海穴】

● **取穴** 位于下腹部，前正中线上，当脐中下1.5寸。

● **刮痧** 用面刮法自上而下刮拭气海穴60次，力度、速度适中，以出痧为度。

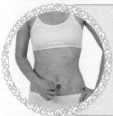
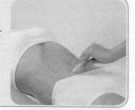

【内关穴】

● **取穴** 位于前臂掌侧，当曲泽与大陵的连线上，腕横纹上2寸，掌长肌腱与桡侧腕屈肌腱之间。

● **刮痧** 用面刮法重刮内关穴30次，力度微重，以出痧为度。

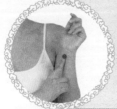
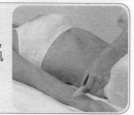

【足三里穴】

● **取穴** 位于小腿前外侧，当犊鼻下3寸，距胫骨前缘一横指（中指）。

● **刮痧** 用面刮法重刮足三里穴30次，力度微重，可不出痧。

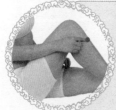
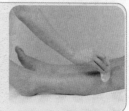

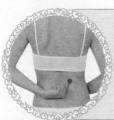 **拔罐疗法**

【胃俞穴】

● **取穴** 位于背部，当第十二胸椎棘突下，旁开1.5寸。

● **拔罐** 将棉球点燃后，伸入罐内马上抽出，然后迅速将火罐扣在胃俞穴上，留罐15分钟。

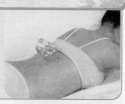

【中脘穴】

● **取穴** 位于上腹部，前正中线上，当脐中上4寸。

● **拔罐** 用同样的方法将火罐扣在中脘穴上，留罐10分钟。

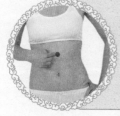
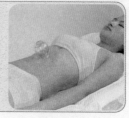

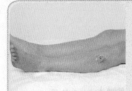

【足三里穴】

● **取穴** 位于小腿前外侧，当犊鼻下3寸，距胫骨前缘一横指（中指）。

● **拔罐** 用拔罐器将气罐吸附在足三里穴上，留罐15分钟。

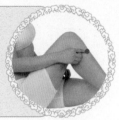

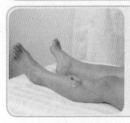

【上巨虚穴】

● **取穴** 位于小腿前外侧，当犊鼻下6寸，距胫骨前缘一横指（中指）。

● **拔罐** 用拔罐器将气罐吸附在上巨虚穴上，留罐15分钟。

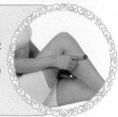

艾灸疗法

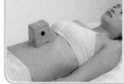

【中脘穴】

● **取穴** 位于上腹部，前正中线上，当脐中上4寸。

● **艾灸** 点燃艾灸盒放于中脘穴上灸10～15分钟，热力要能够深入体内，直达病所。

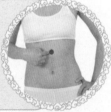

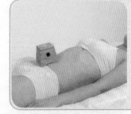

【神阙穴】

● **取穴** 位于腹中部，脐中央。

● **艾灸** 点燃艾灸盒放于神阙穴上灸10～15分钟，以感到舒适、无灼痛感、皮肤潮红为度。

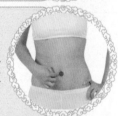

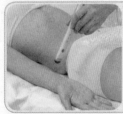

【内关穴】

● **取穴** 位于前臂掌侧，当曲泽与大陵的连线上，腕横纹上2寸，掌长肌腱与桡侧腕屈肌腱之间。

● **艾灸** 用艾条温和灸内关穴10～15分钟。

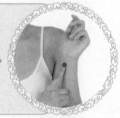

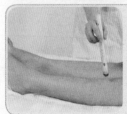

【足三里穴】

● **取穴** 位于小腿前外侧，当犊鼻下3寸，距胫骨前缘一横指（中指）。

● **艾灸** 用艾条温和灸足三里穴10～15分钟。

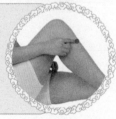

胃痛

——胃脘心窝痛非常

胃部是人体内重要的消化器官之一。胃痛是指上腹胃脘部近心窝处发生疼痛，是临床上一种很常见的病症。实际上引起胃痛的疾病原因有很多，有一些还是非常严重的疾病，常见于急、慢性胃炎，胃、十二指肠溃疡病，胃黏膜脱垂，胃下垂，胰腺炎，胆囊炎及胆石症等疾病。

 按摩疗法

【中脘穴】

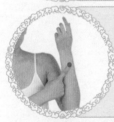

- **取穴** 位于上腹部，前正中线上，当脐中上4寸。
- **按摩** 将食指与中指并拢，两指指腹放于中脘穴上，环形按揉2分钟，力度适中。

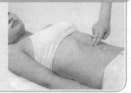

【外关穴】

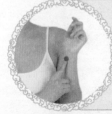

- **取穴** 位于前臂背侧，当阳池与肘尖的连线上，腕背横纹上2寸，尺骨与桡骨之间。
- **按摩** 将拇指指腹放在外关穴上，稍用力按压1～2分钟。

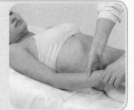

【内关穴】

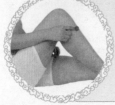

- **取穴** 位于前臂掌侧，当曲泽与大陵的连线上，腕横纹上2寸，掌长肌腱与桡侧腕屈肌腱之间。
- **按摩** 用拇指指腹点按内关穴50次，力度由轻到重。

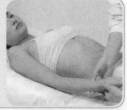

【足三里穴】

- **取穴** 位于小腿前外侧，当犊鼻下3寸，距胫骨前缘一横指（中指）。
- **按摩** 将拇指指尖放于足三里穴上，用力压揉5分钟。

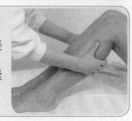

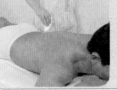

刮痧疗法

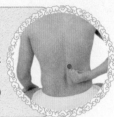

【胃俞穴】

● **取穴** 位于背部，当第十二胸椎棘突下，旁开1.5寸。

● **刮痧** 以刮痧板角部为着力点刮拭胃俞穴30次，以局部潮红出痧为度。

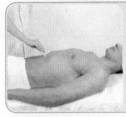

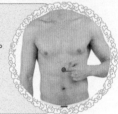

【中脘穴】

● **取穴** 位于上腹部，前正中线上，当脐中上4寸。

● **刮痧** 用角刮法由上向下刮拭中脘穴30次，可不出痧。

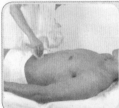

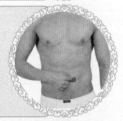

【天枢穴】

● **取穴** 位于腹中部，距脐中2寸。

● **刮痧** 用角刮法刮拭腹中部两侧天枢穴30次，可不出痧。

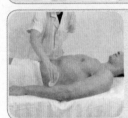

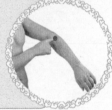

【手三里穴】

● **取穴** 位于前臂背面桡侧，当阳溪与曲池连线上，肘横纹下2寸。

● **刮痧** 用角刮法从上往下刮拭手三里穴30次，微微出痧即可。

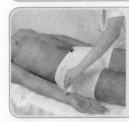

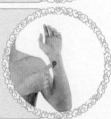

【内关穴】

● **取穴** 位于前臂掌侧，当曲泽与大陵的连线上，腕横纹上2寸，掌长肌腱与桡侧腕屈肌腱之间。

● **刮痧** 用角刮法由上向下刮拭内关穴30次，以出痧为度。

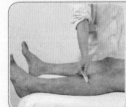

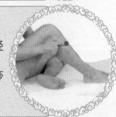

【足三里穴】

● **取穴** 位于小腿前外侧，当犊鼻下3寸，距胫骨前缘一横指（中指）。

● **刮痧** 用面刮法重刮足三里穴30次，以出痧为度。

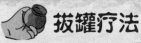

拔罐疗法

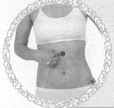

【中脘穴】
● **取穴** 位于上腹部,前正中线上,当脐中上4寸。
● **拔罐** 将棉球点燃后,伸入罐内马上抽出,然后迅速将火罐扣在中脘穴上,留罐10～15分钟。

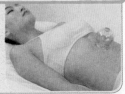

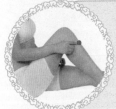

【足三里穴】
● **取穴** 位于小腿前外侧,当犊鼻下3寸,距胫骨前缘一横指(中指)。
● **拔罐** 拔罐器将气罐吸附在足三里穴上,留罐15分钟。

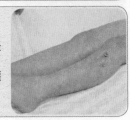

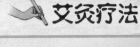

艾灸疗法

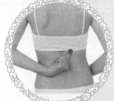

【脾俞穴】
● **取穴** 位于背部,当第十一胸椎棘突下,旁开1.5寸。
● **艾灸** 点燃艾灸盒放于脾俞穴上灸10～15分钟,以达至受灸者能忍受的最大热度为佳。

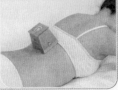

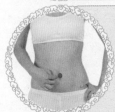

【神阙穴】
● **取穴** 位于腹中部,脐中央。
● **艾灸** 点燃艾灸盒放于神阙穴上,灸10～15分钟,热力要能够深入体内,直达病所。

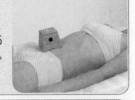

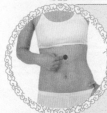

【中脘穴】
● **取穴** 位于上腹部,前正中线上,当脐中上4寸。
● **艾灸** 点燃艾灸盒放于中脘穴上,灸10～15分钟,以感觉局部皮肤温热为度。

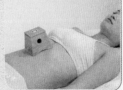

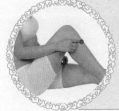

【足三里穴】
● **取穴** 位于小腿前外侧,当犊鼻下3寸,距胫骨前缘一横指(中指)。
● **艾灸** 用艾条温和灸足三里穴10～15分钟。

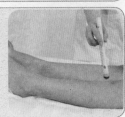

消化不良
——腹痛饱胀不欲食

消化不良是由胃动力障碍所引起的疾病，包括胃蠕动不好的胃轻瘫和食道反流病。主要表现为上腹痛、早饱、腹胀、嗳气等。长期消化不良易导致肠内平衡被打乱，出现腹泻、便秘、腹痛和胃癌等，所以消化不良者平常要注意自己的饮食习惯，不宜食用油腻、辛辣、刺激性食物。

 按摩疗法

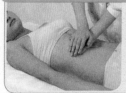

【中脘穴】
- **取穴** 位于上腹部，前正中线上，当脐中上4寸。
- **按摩** 用双手重叠紧贴于中脘穴，先顺时针按揉1~2分钟，再逆时针按揉1~2分钟。

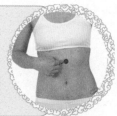

【气海穴】
- **取穴** 位于下腹部，前正中线上，当脐中下1.5寸。
- **按摩** 双手掌重叠贴于气海穴，先顺时针按揉1~2分钟，再逆时针按揉1~2分钟。

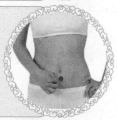

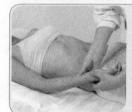

【内关穴】
- **取穴** 位于前臂掌侧，腕远端横纹上2寸，掌长肌腱与桡侧腕屈肌腱之间。
- **按摩** 将拇指指腹紧贴于内关穴上，按揉1~2分钟。

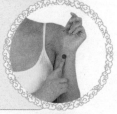

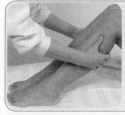

【足三里穴】
- **取穴** 位于小腿前外侧，当犊鼻下3寸，距胫骨前缘一横指（中指）。
- **按摩** 用拇指指腹贴于足三里穴按揉1~2分钟。

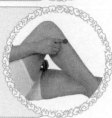

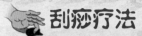
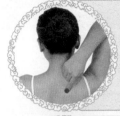

【肺俞穴】

- **取穴** 位于背部，当第三胸椎棘突下，旁开1.5寸。
- **刮痧** 用面刮法由上向下刮拭肺俞穴30次，以出痧为度。

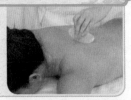

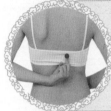

【肝俞穴】

- **取穴** 位于背部，当第九胸椎棘突下，旁开1.5寸。
- **刮痧** 用面刮法由上向下刮拭肝俞穴30次，以出痧为度。

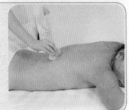

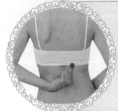

【脾俞穴】

- **取穴** 位于背部，当第十一胸椎棘突下，旁开1.5寸。
- **刮痧** 用角刮法由上向下刮拭脾俞穴30次，以出痧为度。

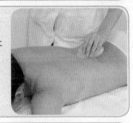

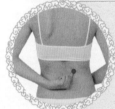

【胃俞穴】

- **取穴** 位于背部，当第十二胸椎棘突下，旁开1.5寸。
- **刮痧** 用面刮法由上向下刮拭胃俞穴30次，以出痧为度。

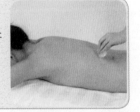

艾灸疗法

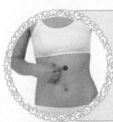

【中脘穴】

- **取穴** 位于上腹部，前正中线上，当脐中上4寸。
- **艾灸** 点燃艾灸盒放于中脘穴上，灸10～15分钟，以感觉局部皮肤温热为度。

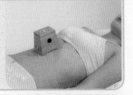

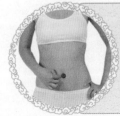

【神阙穴】

- **取穴** 位于腹中部，脐中央。
- **艾灸** 点燃艾灸盒放于神阙穴上，灸10～15分钟，以感觉局部皮肤温热为度。

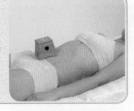

腹泻

——脾虚热毒肚子痛

腹泻是大肠疾病最常见的一种症状，是指排便次数明显超过日常习惯的排便次数，粪质稀薄，水分增多，每日排便总量超过200克。正常人群每天只需排便1次，且大便成形，颜色呈黄褐色。腹泻主要分为急性与慢性，急性腹泻发病时期为一至两个星期，但慢性腹泻发病时长在2个月以上，多由肛肠疾病所引起。

 ## 按摩疗法

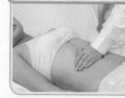
【中脘穴】
● **取穴** 位于上腹部，前正中线上，当脐中上4寸。
● **按摩** 用手掌大小鱼际以打圈的方式按揉中脘穴，先顺时针按揉5分钟，再逆时针按揉5分钟。
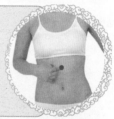

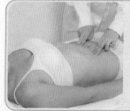
【天枢穴】
● **取穴** 位于腹中部，距脐中2寸。
● **按摩** 将食指、中指并拢，用指尖按揉天枢穴5分钟，以有酸胀感为度。
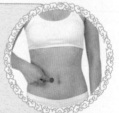

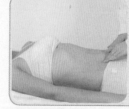
【大巨穴】
● **取穴** 位于下腹部，当脐中下2寸，距前正中线2寸。
● **按摩** 将食指、中指、无名指并拢，用指尖稍用力按揉大巨穴5分钟。
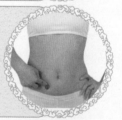

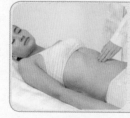
【水分穴】
● **取穴** 位于上腹部，前正中线上，当脐中上1寸。
● **按摩** 将食指、中指、无名指并拢，用手臂的力度按揉水分穴1~3分钟，以潮红发热为佳。
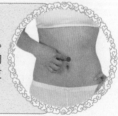

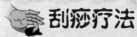

刮痧疗法

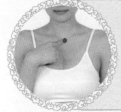

【天突穴】

● **取穴** 位于颈部，当前正中线上，胸骨上窝中央。

● **刮痧** 以刮痧板角部为着力点，刮颈部天突穴30次，力度适中，可不出痧。

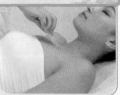

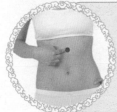

【中脘穴】

● **取穴** 位于上腹部，前正中线上，当脐中上4寸。

● **刮痧** 以刮痧板边缘为着力点，刮拭中脘穴30次，由上向下刮，以出痧为度。

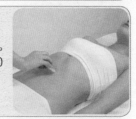

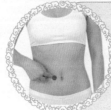

【天枢穴】

● **取穴** 位于腹中部，距脐中2寸。

● **刮痧** 用面刮法刮拭天枢穴30次，以出痧为度。

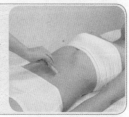

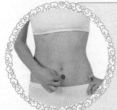

【气海穴】

● **取穴** 位于下腹部，前正中线上，当脐中下1.5寸。

● **刮痧** 用面刮法从上往下刮拭气海穴30次，以出痧为度。

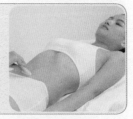

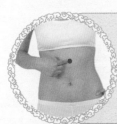

拔罐疗法

【中脘穴】

● **取穴** 位于上腹部，前正中线上，当脐中上4寸。

● **拔罐** 用火罐法将罐扣在中脘穴上，留罐10~15分钟。

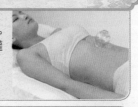

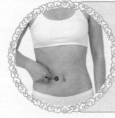

【天枢穴】

● **取穴** 位于腹中部，距脐中2寸。

● **拔罐** 用拔罐器将气罐吸附在天枢穴上，留罐10~15分钟。

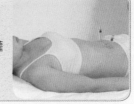

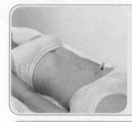

【关元穴】

- **取穴** 位于下腹部，前正中线上，当脐中下3寸。
- **拔罐** 用拔罐器将气罐吸附在关元穴上，留罐10～15分钟。

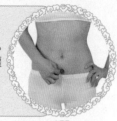

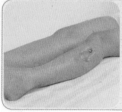

【足三里穴】

- **取穴** 位于小腿前外侧，当犊鼻下3寸，距胫骨前缘一横指（中指）。
- **拔罐** 用拔罐器将气罐吸附在足三里穴上，留罐15分钟。

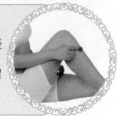

艾灸疗法

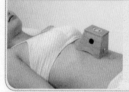

【中脘穴】

- **取穴** 位于上腹部，前正中线上，当脐中上4寸。
- **艾灸** 点燃艾灸盒放于中脘穴上灸10～15分钟，至感觉局部温热舒适而不灼烫为宜。

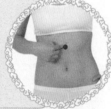

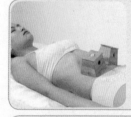

【天枢穴】

- **取穴** 位于腹中部，距脐中2寸。
- **艾灸** 点燃艾灸盒放于天枢穴上，灸10～15分钟，热力要能够深入体内，直达病所。

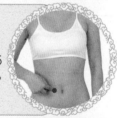

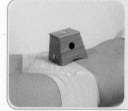

【关元穴】

- **取穴** 位于下腹部，前正中线上，当脐中下3寸。
- **艾灸** 点燃艾灸盒放于关元穴上，灸10～15分钟，以穴位处皮肤潮红为度。

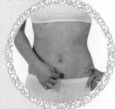

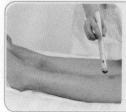

【足三里穴】

- **取穴** 位于小腿前外侧，当犊鼻下3寸，距胫骨前缘一横指（中指）。
- **艾灸** 用艾条温和灸足三里穴10～15分钟。

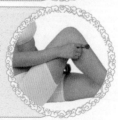

腹胀

——排除胀气消化好

　　腹胀是一种常见的消化系统症状，引起腹胀的原因主要为胃肠道胀气、各种原因所致的腹水、腹腔肿瘤等。正常人胃肠道内可有少量气体，约 150 毫升，当咽入胃内空气过多或消化吸收功能不良，以致胃肠道内产气过多，而肠道内的气体又不能从肛门排出时，则可导致腹胀。

按摩疗法

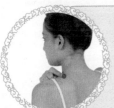

【肩井穴】
- **取穴** 位于肩上，前直乳中，当大椎与肩峰端连线的中点上。
- **按摩** 用拇指与食指、中指相对成钳形用力，揉捏肩井穴 10 次。

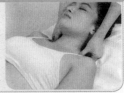

【建里穴】
- **取穴** 位于上腹部，前正中线上，当脐中上 3 寸。
- **按摩** 用中指指腹抵住建里穴，用力按压并颤动 30 秒。

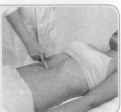

【合谷穴】
- **取穴** 位于手背，第一、第二掌骨间，当第二掌骨桡侧中点处。
- **按摩** 用拇指指尖掐按合谷穴 10 次，力度由轻渐重。

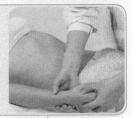

【足三里穴】
- **取穴** 位于小腿前外侧，当犊鼻下 3 寸，距胫骨前缘一横指（中指）。
- **按摩** 用拇指指腹以顺时针的方向掐揉足三里穴 2 分钟。

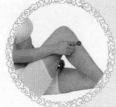

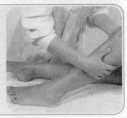

刮痧疗法

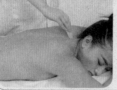

【大椎穴】
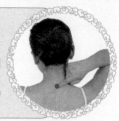

● **取穴** 位于后正中线上，第七颈椎棘突下凹陷中。
● **刮痧** 用刮痧板角部自上而下刮拭大椎穴30次，以皮肤潮红、发热为度。

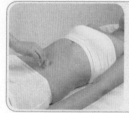

【天枢穴】
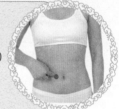

● **取穴** 位于腹中部，距脐中2寸。
● **刮痧** 用刮痧板角部自上而下刮拭天枢穴30次，以皮肤潮红、发热为度。

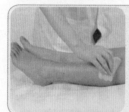

【足三里穴】
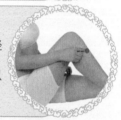

● **取穴** 位于小腿前外侧，当犊鼻下3寸，距胫骨前缘一横指（中指）。
● **刮痧** 用刮痧板边缘重刮足三里穴30次，以皮肤潮红为度。

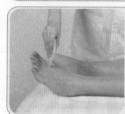

【太冲穴】
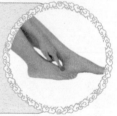

● **取穴** 位于足背侧，当第一跖骨间隙的后方凹陷处。
● **刮痧** 用刮痧板角部自上而下刮拭太冲穴30次，以皮肤潮红、发热为度。

拔罐疗法

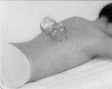

【脾俞穴】
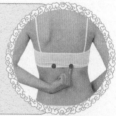

● **取穴** 位于背部，当第十一胸椎棘突下，旁开1.5寸。
● **拔罐** 将棉球点燃后，伸入罐内马上抽出，迅速将火罐扣在脾俞穴上，留罐10~15分钟。

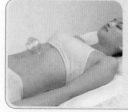

【中脘穴】
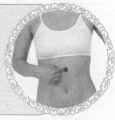

● **取穴** 位于上腹部，前正中线上，当脐中上4寸。
● **拔罐** 将棉球点燃后，伸入罐内马上抽出，迅速将火罐扣在中脘穴上，留罐10~15分钟。

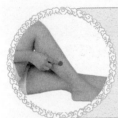

【丰隆穴】

- **取穴** 位于小腿前外侧，当外踝尖上8寸，距胫骨前缘二横指（中指）。
- **拔罐** 用拔罐器将气罐吸附在丰隆穴上，留罐15分钟。

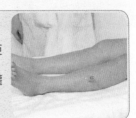

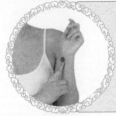

【内关穴】

- **取穴** 位于前臂掌侧，当曲泽与大陵的连线上，腕横纹上2寸，掌长肌腱与桡侧腕屈肌腱之间。
- **拔罐** 用拔罐器将气罐吸附在内关穴上，留罐15分钟。

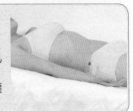

艾灸疗法

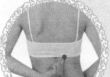

【脾俞穴】

- **取穴** 位于背部，当第十一胸椎棘突下，旁开1.5寸。
- **艾灸** 点燃艾条，放入艾孔，用艾灸盒灸脾俞穴10～15分钟，以出现明显的循经感传为佳。

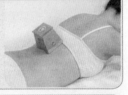

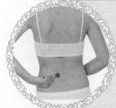

【肾俞穴】

- **取穴** 位于腰部，当第二腰椎棘突下，旁开1.5寸。
- **艾灸** 点燃艾条，放入艾孔，用艾灸盒灸肾俞穴10～15分钟，以出现明显的循经感传为佳。

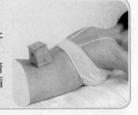

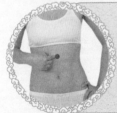

【中脘穴】

- **取穴** 位于上腹部，前正中线上，当脐中上4寸。
- **艾灸** 点燃艾条，放入艾孔，用艾灸盒灸中脘穴10～15分钟，热力要能够深入体内，直达病所。

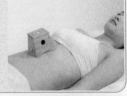

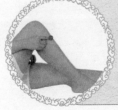

【足三里穴】

- **取穴** 位于小腿前外侧，当犊鼻下3寸，距胫骨前缘一横指（中指）。
- **艾灸** 用艾条温和灸足三里穴10～15分钟，以达至受灸者能忍受的最大热度为佳。

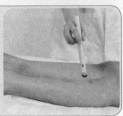

痔疮
——大肠湿热便带血

　　痔疮是肛门科最常见的疾病。临床上分为三种类型：位于齿线以上的为内痔，在肛门齿线以外的为外痔，二者混合存在的称混合痔。主要表现为：外痔感染发炎或形成血栓外痔时，则局部肿痛；内痔主要表现为便后带血，重者有不同程度的贫血。中医认为本病多由大肠素积湿热，或过食炙煿辛辣之物所致。

 按摩疗法

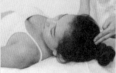

【百会穴】
- **取穴** 位于头部，前发际正中直上5寸，或两耳尖连线的中点处。
- **按摩** 用食指、中指指腹在百会穴上稍用力向下按压50次。

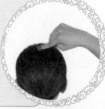

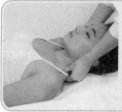

【肩井穴】
- **取穴** 位于肩上，前直乳中，当大椎与肩峰端连线的中点上。
- **按摩** 用拇指与食、中指相对成钳形用力，捏住肩井穴，做一收一放或持续的揉捏动作2分钟。

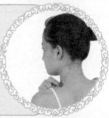

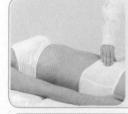

【中极穴】
- **取穴** 位于下腹部，前正中线上，当脐中下4寸。
- **按摩** 用食指、中指、无名指指腹按揉中极穴数次，再用力向下按压1分钟。

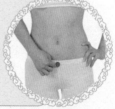

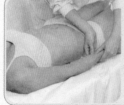

【二白穴】
- **取穴** 位于前臂掌侧，腕横纹上4寸，桡侧腕屈肌腱的两侧各1穴。
- **按摩** 用拇指指腹用力按揉二白穴1~2分钟，力度适中。

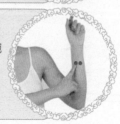

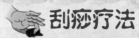
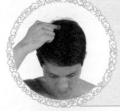

【百会穴】

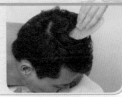

- **取穴** 位于头部，前发际正中直上5寸，或两耳尖连线的中点处。
- **刮痧** 用角刮法刮拭百会穴，当有酸胀感时停5~10秒后提起，反复10余次。

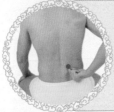

【肾俞穴】

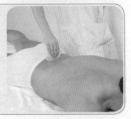

- **取穴** 位于腰部，当第二腰椎棘突下，旁开1.5寸。
- **刮痧** 用刮痧板厚边棱角面侧自上而下刮拭肾俞穴30次。

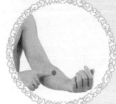

【孔最穴】

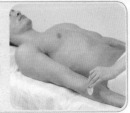

- **取穴** 位于前臂掌面桡侧，当尺泽与太渊连线上，腕横纹上7寸。
- **刮痧** 用面刮法刮拭孔最穴1~3分钟，以潮红出痧为度。

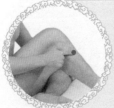

【足三里穴】

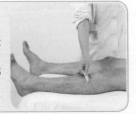

- **取穴** 位于小腿前外侧，当犊鼻下3寸，距胫骨前缘一横指（中指）。
- **刮痧** 用面刮法从上往下刮拭足三里穴1~3分钟，以出痧为度。

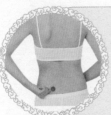

拔罐疗法

【大肠俞穴】

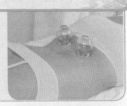

- **取穴** 位于腰部，当第四腰椎棘突下，旁开1.5寸。
- **拔罐** 将棉球点燃后，伸入罐内马上抽出，迅速将火罐扣在大肠俞穴上，留罐10~15分钟。

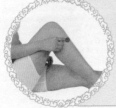

【足三里穴】

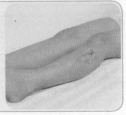

- **取穴** 位于小腿前外侧，当犊鼻下3寸，距胫骨前缘一横指（中指）。
- **拔罐** 用拔罐器将气罐吸附在足三里穴上，留罐15分钟。

艾灸疗法

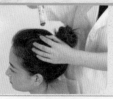

【百会穴】

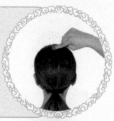

- **取穴** 位于头部，当前发际正中直上5寸，或两耳尖连线的中点。
- **艾灸** 用艾条温和灸百会穴10～15分钟，以达至受灸者能忍受的最大热度为佳。

【陶道穴】

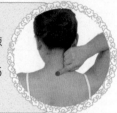

- **取穴** 位于背部，当后正中线上，第一胸椎棘突下凹陷中。
- **艾灸** 点燃艾灸盒放于陶道穴上，灸10～15分钟，以穴位处皮肤潮红为度。

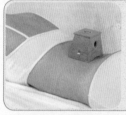

【腰阳关穴】

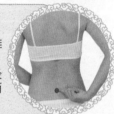

- **取穴** 位于腰部，当后正中线上，第四腰椎棘突下凹陷中。
- **艾灸** 点燃艾灸盒放于腰阳关穴上，灸10～15分钟，至感觉局部温热舒适而不灼烫为宜。

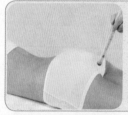

【长强穴】

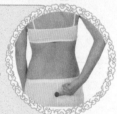

- **取穴** 位于尾骨下，当尾骨端与肛门连线的中点处。
- **艾灸** 用艾条回旋灸长强穴10～15分钟，热力要能够深入体内，直达病所。

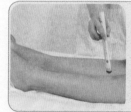

【足三里穴】

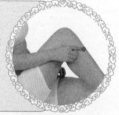

- **取穴** 位于小腿前外侧，当犊鼻下3寸，距胫骨前缘一横指（中指）。
- **艾灸** 用艾条温和灸足三里穴10～15分钟。

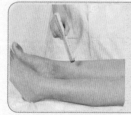

【三阴交穴】

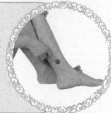

- **取穴** 位于小腿内侧，当足内踝尖上3寸，胫骨内侧缘后方。
- **艾灸** 用艾条温和灸三阴交穴10～15分钟，以施灸部位出现红晕为度。

便秘

——腹胀腹痛大便少

便秘是临床常见的复杂症状，而不是一种疾病，主要是指排便次数减少、粪便量减少、粪便干结、排便费力等。引起功能性便秘的原因有：饮食不当，如饮水过少或进食含纤维素的食物过少；生活压力过大，精神紧张；滥用泻药，对药物产生依赖形成便秘；结肠运动功能紊乱；年老体虚，排便无力。

 按摩疗法

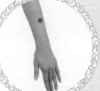

【支沟穴】

● **取穴** 位于前臂背侧，当阳池与肘尖的连线上，腕背横纹上3寸，尺骨与桡骨之间。

● **按摩** 将拇指指尖放于支沟穴上，每次按压5分钟，每天3次。

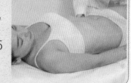

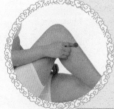

【足三里穴】

● **取穴** 位于小腿前外侧，当犊鼻下3寸，距胫骨前缘一横指（中指）。

● **按摩** 将拇指指尖放于足三里穴上，微用力压揉3分钟。

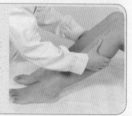

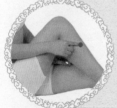

【上巨虚穴】

● **取穴** 位于小腿前外侧，当犊鼻下6寸，距胫骨前缘一横指（中指）。

● **按摩** 将拇指指尖放于上巨虚穴上压揉，以有酸胀痛感为宜。

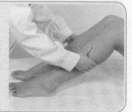

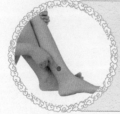

【三阴交穴】

● **取穴** 位于小腿内侧，当足内踝尖上3寸，胫骨内侧缘后方。

● **按摩** 将拇指指尖放于三阴交穴上，微用力压揉3~5分钟。

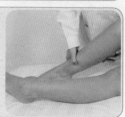

刮痧方法

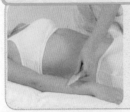

【支沟穴】

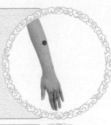

- **取穴** 位于前臂背侧，当阳池与肘尖的连线上，腕背横纹上3寸。
- **刮痧** 以刮痧板厚边棱角边侧为着力点，从上往下刮拭支沟穴30次，力度适中，以潮红出痧为度。

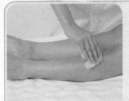

【足三里穴】

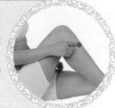

- **取穴** 位于小腿前外侧，当犊鼻下3寸，距胫骨前缘一横指（中指）。
- **刮痧** 用角刮法由上至下刮拭足三里穴3～5分钟，力度微重。

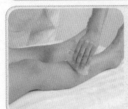

【上巨虚穴】

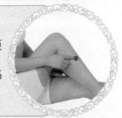

- **取穴** 位于小腿前外侧，当犊鼻下6寸，距胫骨前缘一横指（中指）。
- **刮痧** 用面刮法由上至下刮拭上巨虚穴3～5分钟，力度微重。

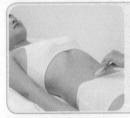

【气海穴】

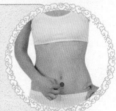

- **取穴** 位于下腹部，前正中线上，当脐中下1.5寸。
- **刮痧** 用面刮法刮拭气海穴30次，以出痧为度。

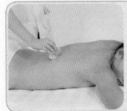

【肝俞穴】

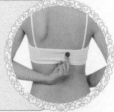

- **取穴** 位于背部，当第九胸椎棘突下，旁开1.5寸。
- **刮痧** 用面刮法刮拭肝俞穴30次，以出痧为度。

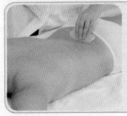

【大肠俞穴】

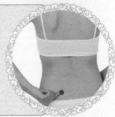

- **取穴** 位于腰部，当第四腰椎棘突下，旁开1.5寸。
- **刮痧** 用面刮法刮拭大肠俞穴30次，以出痧为度。

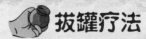 **拔罐疗法**

【脾俞穴】

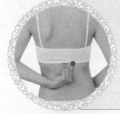

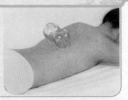

- **取穴** 位于背部，当第十一胸椎棘突下，旁开1.5寸。
- **拔罐** 将棉球点燃后，伸入罐内马上抽出，然后迅速将火罐扣在脾俞穴上，留罐10～15分钟。

【大肠俞穴】

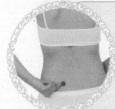

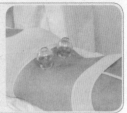

- **取穴** 位于腰部，当第四腰椎棘突下，旁开1.5寸。
- **拔罐** 将棉球点燃后，伸入罐内马上抽出，然后迅速将火罐扣在大肠俞穴上，留罐10～15分钟。

【天枢穴】

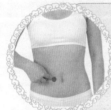

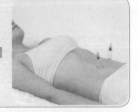

- **取穴** 位于腹中部，距脐中2寸。
- **拔罐** 用拔罐器将气罐吸附在天枢穴上，留罐10～15分钟。

【大横穴】

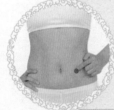

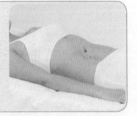

- **取穴** 位于腹中部，距脐中4寸。
- **拔罐** 用拔罐器将气罐吸附在大横穴上，留罐10～15分钟。

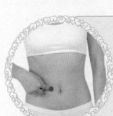

艾灸疗法

【天枢穴】

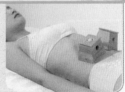

- **取穴** 位于腹中部，距脐中2寸。
- **艾灸** 点燃艾灸盒放于天枢穴上，灸10～15分钟，热力要能够深入体内，直达病所。

【足三里穴】

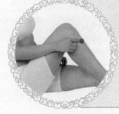

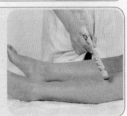

- **取穴** 位于小腿前外侧，当犊鼻下3寸，距胫骨前缘一横指（中指）。
- **艾灸** 用艾条温和灸足三里穴10～15分钟。

痢疾

——高热腹泻现惊厥

　　痢疾又称为肠辟、滞下，为急性肠道传染病之一，临床表现为腹痛、腹泻、里急后重、排脓血便，伴全身中毒等症状。一般起病急，以高热、腹泻、腹痛为主要症状，可发生惊厥、呕吐，多为疫毒痢。中医认为，此病由湿热之邪内伤脾胃，致脾失健运、胃失消导、更挟积滞、酝酿肠道而成。

按摩疗法

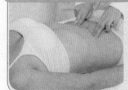

【天枢穴】
● **取穴** 位于腹中部，距脐中2寸。
● **按摩** 将食指、中指置于天枢穴做双指揉3～5分钟。

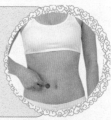

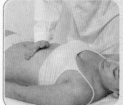

【中脘穴】
● **取穴** 位于下腹部，前正中线上，当脐中上4寸。
● **按摩** 用手掌心按揉中脘穴3～5分钟。

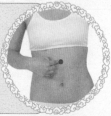

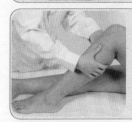

【足三里穴】
● **取穴** 位于小腿前外侧，当犊鼻下3寸，距胫骨前缘一横指（中指）。
● **按摩** 用拇指指腹按揉足三里穴1～2分钟。

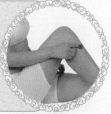

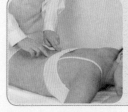

【脾俞穴】
● **取穴** 位于背部，当第十一胸椎棘突下，旁开1.5寸。
● **按摩** 用双手食指、中指置于脾俞穴上，推按1～2分钟。

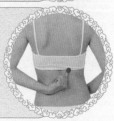

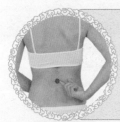

【命门穴】

● **取穴** 位于腰部，当后正中线上，第二腰椎棘突下凹陷中。

● **按摩** 用食指、中指按揉命门穴50次，以潮红发热为度。

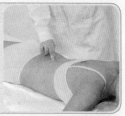

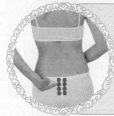

【八髎穴】

● **取穴** 位于骶椎，分别在第一、第二、第三、第四骶后孔中。

● **按摩** 用小鱼际横擦八髎穴部位3～5分钟，力度适中，以局部潮红发热为度。

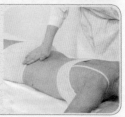

刮痧疗法

【膏肓俞穴】

● **取穴** 位于背部，当第四胸椎棘突下，旁开3寸。

● **刮痧** 用面刮法从上往下刮拭膏肓俞穴，力度由轻渐重，刮拭30次，以出痧为度。

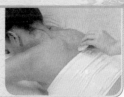

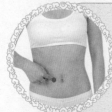

【天枢穴】

● **取穴** 位于腹中部，距脐中2寸。

● **刮痧** 用刮痧板厚边棱角着力于天枢穴，连续刮拭30次。

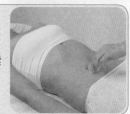

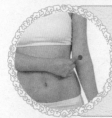

【曲泽穴】

● **取穴** 位于肘横纹中，当肱二头肌腱的尺侧缘。

● **刮痧** 用面刮法由上至下重刮曲泽穴30次，以出痧为度。

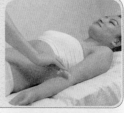

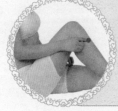

【足三里穴】

● **取穴** 位于小腿前外侧，当犊鼻下3寸，距胫骨前缘一横指（中指）。

● **刮痧** 用角刮法轻柔刮拭足三里穴10～15遍，以出痧为度。

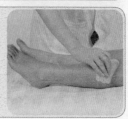

脂肪肝

——肥胖失眠容易患

脂肪肝，是指由于各种原因引起的肝细胞内脂肪堆积过多的病变。脂肪性肝病正严重地威胁着国人的健康，成为仅次于病毒性肝炎的第二大肝病，已被公认为隐蔽性肝硬化的常见原因，在经常失眠、疲劳、不思茶饭、胃肠功能失调的亚健康人群中，脂肪肝的发病率较高。

按摩疗法

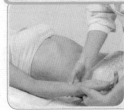

【内关穴】

- **取穴** 位于前臂掌侧，当曲泽与大陵的连线上，腕横纹上2寸，掌长肌腱与桡侧腕屈肌腱之间。
- **按摩** 用拇指指腹按压内关穴5分钟，以局部有酸胀感为度。

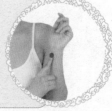

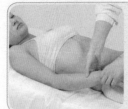

【外关穴】

- **取穴** 位于前臂背侧，当阳池与肘尖的连线上，腕背横纹上2寸，尺骨与桡骨之间。
- **按摩** 用拇指指腹按揉外关穴5分钟，以有酸麻胀痛感为佳。

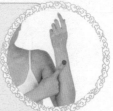

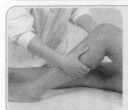

【足三里穴】

- **取穴** 位于小腿前外侧，当犊鼻下3寸，距胫骨前缘一横指（中指）。
- **按摩** 用拇指指腹按压足三里穴，按压2～3分钟。

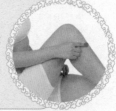

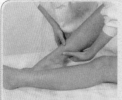

【肝炎穴】

- **取穴** 位于脚踝内侧上2寸处，肝区中的一个敏感区。
- **按摩** 用拇指指腹于内踝上2寸之"肝炎穴"处做圆形揉动3分钟，力度适中。

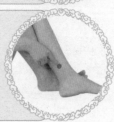

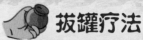

拔罐疗法

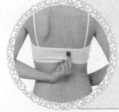

【肝俞穴】

- **取穴** 位于背部，当第九胸椎棘突下，旁开1.5寸。
- **拔罐** 将棉球点燃后，伸入罐内马上抽出，将火罐迅速扣在肝俞穴上，留罐10～15分钟。

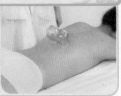

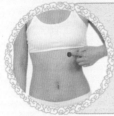

【期门穴】

- **取穴** 位于胸部，当乳头直下，第六肋间隙，前正中线旁开4寸。
- **拔罐** 用拔罐器将气罐吸附在期门穴上，留罐15分钟，以局部皮肤泛红、充血为度。

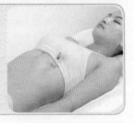

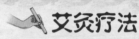

艾灸疗法

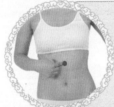

【中脘穴】

- **取穴** 位于上腹部，前正中线上，当脐中上4寸。
- **艾灸** 点燃艾灸盒放于中脘穴上，灸10～15分钟，以感到舒适、无灼痛感、皮肤潮红为度。

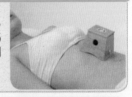

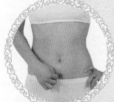

【关元穴】

- **取穴** 位于下腹部，前正中线上，当脐中下3寸。
- **艾灸** 点燃艾灸盒放于关元穴上灸10～15分钟，以施灸部位出现红晕为度。

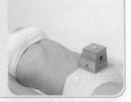

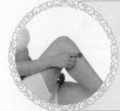

【足三里穴】

- **取穴** 位于小腿前外侧，当犊鼻下3寸，距胫骨前缘一横指（中指）。
- **艾灸** 用艾条温和灸足三里穴10～15分钟。

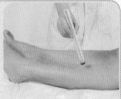

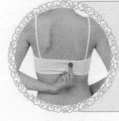

【肝俞穴】

- **取穴** 位于背部，当第九胸椎棘突下，旁开1.5寸。
- **艾灸** 点燃艾灸盒放于肝俞穴上，灸10～15分钟，热力要能够深入体内，直达病所。

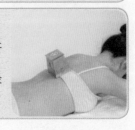

头痛

——胀痛难忍肢困重

　　头痛是临床常见的病症，形式也多种多样。常见症状有胀痛、闷痛、撕裂样痛、针刺样痛，部分伴有血管搏动感及头部紧箍感，以及发热、恶心、呕吐、头晕、纳呆、肢体困重等症状。头痛的发病原因繁多，如神经痛、颅内病变、脑血管疾病、五官疾病等均可导致头痛。

按摩疗法

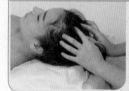

【头维穴】

● **取穴** 位于头侧部，额角发际上 0.5 寸，头正中线旁开 4.5 寸。

● **按摩** 用双手手指从前往后梳理头维穴，力度由轻渐重，再按揉 1～2 分钟。

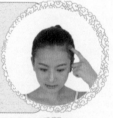

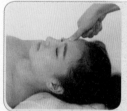

【印堂穴】

● **取穴** 位于额部，两眉头之中间。

● **按摩** 伸出拇指，其余四指半握拳，将拇指放于印堂穴上，按揉 50 次。

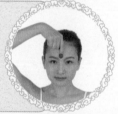

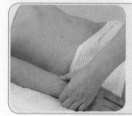

【列缺穴】

● **取穴** 位于前臂桡侧缘，桡骨茎突上方，腕横纹上 1.5 寸，肱桡肌与拇长展肌腱之间。

● **按摩** 将拇指放于列缺穴上按揉 3 分钟，力度适中。

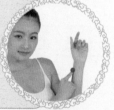

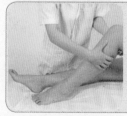

【阳陵泉穴】

● **取穴** 位于小腿外侧，腓骨头前下方凹陷处。

● **按摩** 将拇指指腹放于阳陵泉穴上，力度适中，按揉 3 分钟。

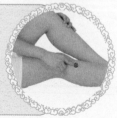

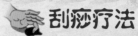 刮痧疗法

【内关穴】

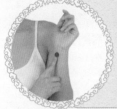

- **取穴** 位于前臂掌侧，当曲泽与大陵的连线上，腕横纹上2寸，掌长肌腱与桡侧腕屈肌腱之间。
- **刮痧** 用面刮法刮拭内关穴30次，以出痧为度。

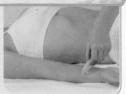

【列缺穴】

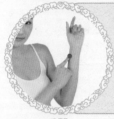

- **取穴** 位于前臂桡侧缘，桡骨茎突上方，腕横纹上1.5寸。
- **刮痧** 用角刮法刮拭列缺穴30次，以出痧为度。

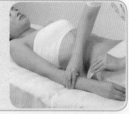

【合谷穴】

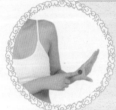

- **取穴** 位于手背，第一、第二掌骨间，当第二掌骨桡侧的中点处。
- **刮痧** 用角刮法刮拭合谷穴30次，以出痧为度。

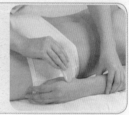

【阳陵泉穴】

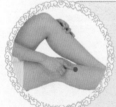

- **取穴** 位于小腿外侧，腓骨头前下方凹陷处。
- **刮痧** 用面刮法刮拭阳陵泉穴30次，以出痧为度。

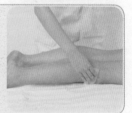

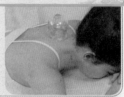 拔罐疗法

【大椎穴】

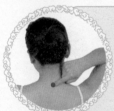

- **取穴** 位于后正中线上，第七颈椎棘突下凹陷中。
- **拔罐** 将棉球点燃后，伸入罐内马上抽出，迅速将火罐扣在大椎穴上，留罐10～15分钟。

【风门穴】

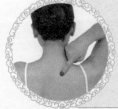

- **取穴** 位于背部，当第二胸椎棘突下，旁开1.5寸。
- **拔罐** 将棉球点燃后，伸入罐内马上抽出，迅速将火罐扣在风门穴上，留罐10～15分钟。

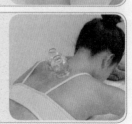

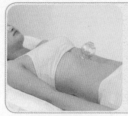

【中脘穴】

● **取穴** 位于上腹部，前正中线上，当脐中上4寸。

● **拔罐** 将棉球点燃后，伸入罐内马上抽出，迅速将火罐扣在中脘穴上，留罐 10 ~ 15 分钟。

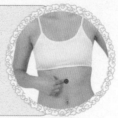

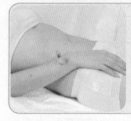

【外关穴】

● **取穴** 位于前臂背侧，腕背横纹上2寸，尺骨与桡骨之间。

● **拔罐** 用拔罐器将气罐吸附在外关穴上，留罐 15分钟，以局部皮肤泛红、充血为度。

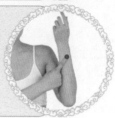

艾灸疗法

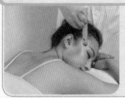

【太阳穴】

● **取穴** 位于颞部，眉梢与目外眦之间，向后约一横指的凹陷处。

● **艾灸** 用艾条回旋灸太阳穴 10 ~ 15 分钟，以穴位处皮肤潮红为度。

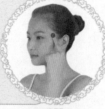

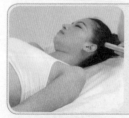

【率谷穴】

● **取穴** 位于头部，耳尖直上入发际1.5寸，角孙直上方。

● **艾灸** 用艾条回旋灸率谷穴 10 ~ 15 分钟，热力要能够深入体内，直达病所。

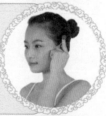

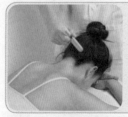

【风池穴】

● **取穴** 位于项部，枕骨之下，与风府相平，胸锁乳突肌与斜方肌上端之间的凹陷处。

● **艾灸** 用艾条回旋灸风池穴 10 ~ 15 分钟，有温热感为度。

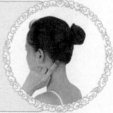

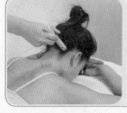

【天柱穴】

● **取穴** 位于项部大筋（斜方肌）外缘之后发际凹陷中，后发际正中旁开1.3寸。

● **艾灸** 用艾条回旋灸天柱穴 10 ~ 15 分钟，有温热感为度。

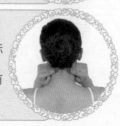

偏头痛

——恶心呕吐常激动

　　偏头痛是临床最常见的原发性头痛类型，是一种常见的慢性神经血管性疾患，临床以发作性中重度搏动样头痛为主要表现，头痛多为偏侧，可伴有恶心、呕吐等症状，多起病于儿童和青春期，中青年期达发病高峰，常有遗传背景。另外一些环境和精神因素如紧张、过劳、情绪激动、睡眠过度均可导致偏头痛。

 按摩疗法

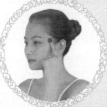

【太阳穴】

● **取穴** 位于颞部，眉梢与目外眦之间，向后约一横指的凹陷处。
● **按摩** 将双手掌根贴于太阳穴上，做轻缓平和的揉动5分钟。

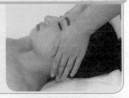

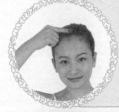

【头维穴】

● **取穴** 位于头侧部，额角发际上0.5寸，头正中线旁4.5寸。
● **按摩** 将两手五指分开，由前发际分别向后发际抹动，如十指梳头状，按摩头维穴数十次。

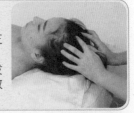

【上星穴】

● **取穴** 位于头部，前发际正中直上1寸。
● **按摩** 用食指指腹推按上星穴2分钟，力度适中。

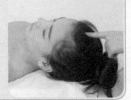

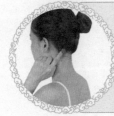

【风池穴】

● **取穴** 位于项部，枕骨之下，与风府相平，胸锁乳突肌与斜方肌上端之间的凹陷处。
● **按摩** 拇指与食指、中指相对，拿捏风池穴，以有酸胀感为佳。

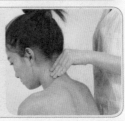

刮痧疗法

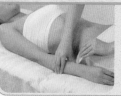

【列缺穴】
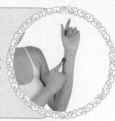

● **取穴** 位于前臂桡侧缘,桡骨茎突上方,腕横纹上1.5寸处,肱桡肌与拇长展肌腱之间。

● **刮痧** 用角刮法连续刮拭列缺穴30次,不必出痧。

【合谷穴】
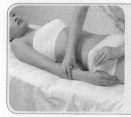
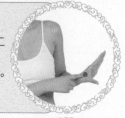

● **取穴** 位于手背,第一、第二掌骨间,当第二掌骨桡侧的中点处。

● **刮痧** 用角刮法刮拭合谷穴30次,以出痧为度。

【阳陵泉穴】
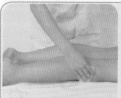
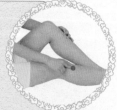

● **取穴** 位于小腿外侧,当腓骨头前下方凹陷处。

● **刮痧** 用刮痧板边缘由上至下刮拭阳陵泉穴30次。

【血海穴】
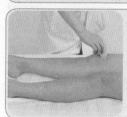
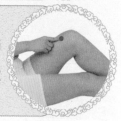

● **取穴** 位于大腿内侧,髌底内侧端上2寸,当股四头肌内侧头隆起处。

● **刮痧** 用刮痧板角部重刮血海穴30次,以皮肤潮红、发热为度。

拔罐疗法

【心俞穴】
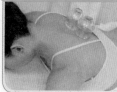
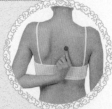

● **取穴** 位于背部,当第五胸椎棘突下,旁开1.5寸。

● **拔罐** 将棉球点燃后,伸入罐内马上抽出,迅速将火罐扣在心俞穴上,留罐10~15分钟。

【肝俞穴】
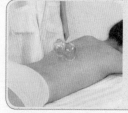
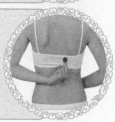

● **取穴** 位于背部,当第九胸椎棘突下,旁开1.5寸。

● **拔罐** 将棉球点燃后,伸入罐内马上抽出,迅速将火罐扣在肝俞穴上,留罐10~15分钟。

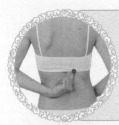

【脾俞穴】

- **取穴** 位于背部，当第十一胸椎棘突下，旁开1.5寸。
- **拔罐** 将棉球点燃后，伸入罐内马上抽出，迅速将火罐扣在脾俞穴上，留罐10～15分钟。

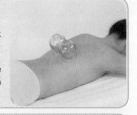

【肾俞穴】

- **取穴** 位于背部，当第二腰椎棘突下，旁开1.5寸。
- **拔罐** 将棉球点燃后，伸入罐内马上抽出，迅速将火罐扣在肾俞穴上，留罐10～15分钟。

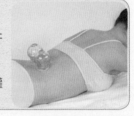

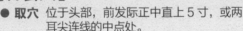 艾灸疗法

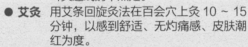

【百会穴】

- **取穴** 位于头部，前发际正中直上5寸，或两耳尖连线的中点处。
- **艾灸** 用艾条回旋灸法在百会穴上灸10～15分钟，以感到舒适、无灼痛感、皮肤潮红为度。

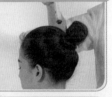

【率谷穴】

- **取穴** 位于头部，耳尖直上入发际1.5寸，角孙直上方。
- **艾灸** 用艾条回旋灸率谷穴10～15分钟，热力要能够深入体内，直达病所。

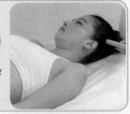

【风池穴】

- **取穴** 位于项部，当枕骨之下，胸锁乳突肌与斜方肌上端间凹陷处。
- **艾灸** 用艾条回旋灸法在风池穴上灸10～15分钟，热力要能够深入体内，直达病所。

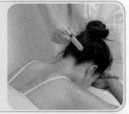

【至阳穴】

- **取穴** 位于背部，当后正中线上，第七胸椎棘突下凹陷中。
- **艾灸** 用艾灸盒灸至阳穴10～15分钟，以出现明显的循经感传为佳。

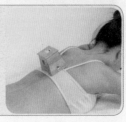

心律失常
——胸闷胸痛心跳快

心律失常在中医里属于"心悸"的范畴，发作时，患者自觉心跳快而强，并伴有胸痛、胸闷、喘息、头晕和失眠等症状。引起心律失常的生理性因素有：剧烈运动、情绪激动、吸烟、饮酒、冷热刺激等，去除诱因后可自行缓解。病理性因素如冠心病、高血压、高血脂、心肌炎等均可引起心律失常，因此要积极治疗原发病。

 ## 按摩疗法

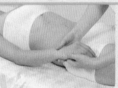

【后溪穴】

● **取穴** 位于第五掌指关节后尺侧的远端掌横纹头赤白肉际处。
● **按摩** 将拇指指腹放于后溪穴上按揉5分钟，以皮肤发红为度。

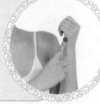

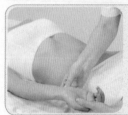

【通里穴】

● **取穴** 位于前臂掌侧，当尺侧腕屈肌腱的桡侧缘，腕横纹上1寸。
● **按摩** 将拇指指腹放于通里穴上按揉3～5分钟，以局部有酸痛感为宜。

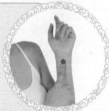

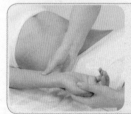

【内关穴】

● **取穴** 位于前臂掌侧，当曲泽与大陵的连线上，腕横纹上2寸，掌长肌腱与桡侧腕屈肌腱之间。
● **按摩** 将大拇指放于内关穴上按揉3～5分钟，有酸痛感为宜。

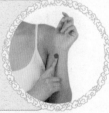

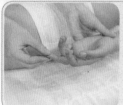

【中冲穴】

● **取穴** 位于手中指末节尖端中央。
● **按摩** 用大拇指和食指捏住中冲穴处，力度适中地按揉3分钟。

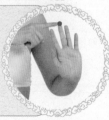

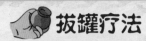
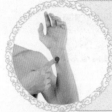

【内关穴】

● **取穴** 位于前臂掌侧，当曲泽与大陵的连线上，腕横纹上 2 寸，掌长肌腱与桡侧腕屈肌腱之间。

● **拔罐** 用拔罐器将气罐吸附在内关穴上，留罐 15 分钟。

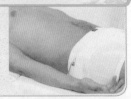

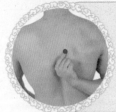

【心俞穴】

● **取穴** 位于背部，当第五胸椎棘突下，旁开 1.5 寸。

● **拔罐** 将棉球点燃后，伸入罐内马上抽出，迅速将火罐扣在心俞穴上，留罐 10 ~ 15 分钟。

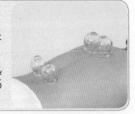

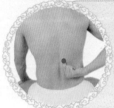

【脾俞穴】

● **取穴** 位于背部，当第十一胸椎棘突下，旁开 1.5 寸。

● **拔罐** 将棉球点燃后，伸入罐内马上抽出，迅速将火罐扣在脾俞穴上，留罐 10 ~ 15 分钟。

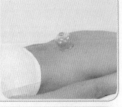

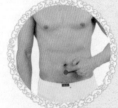

【气海穴】

● **取穴** 位于下腹部，前正中线上，当脐中下 1.5 寸。

● **拔罐** 用拔罐器将气罐吸附在气海穴上，留罐 15 分钟。

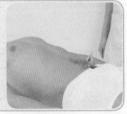

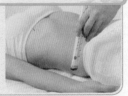 艾灸疗法

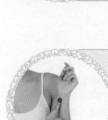

【内关穴】

● **取穴** 位于腕横纹上 2 寸，掌长肌腱与桡侧腕屈肌腱之间。

● **艾灸** 用艾条悬灸内关穴 10 ~ 15 分钟，以施灸部位温热舒适而无灼烫感为宜。

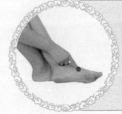

【公孙穴】

● **取穴** 位于足内侧缘，第一跖骨基底部的前下方，赤白肉际处。

● **艾灸** 用艾条悬灸公孙穴 10 ~ 15 分钟，以施灸部位温热舒适而无灼烫感为宜

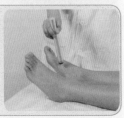

高血压

——头痛头晕面潮红

高血压病是以动脉血压升高为主要临床表现的慢性全身性血管性疾病，血压高于 140/90mmHg 即可诊断为高血压。本病早期无明显症状，部分患者会出现头晕、头痛、心悸、失眠、耳鸣、乏力、颜面潮红或肢体麻木等不适表现。中医认为本病多因精神过度紧张、饮酒过度、嗜食肥甘厚味等所致。

按摩疗法

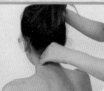

【桥弓穴】
- **取穴** 位于颈部两侧的大筋上，左右移动头部的时候可感觉到。
- **按摩** 食指、中指、无名指紧并推按桥弓穴 1 分钟，然后再揉、拿 3 分钟。

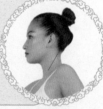

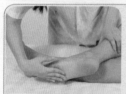

【涌泉穴】
- **取穴** 位于足底第二、第三趾趾缝纹头与足跟连线前 1/3 与后 2/3 交点。
- **按摩** 用手掌搓擦涌泉穴 36 次，再让患者屈伸双脚趾数次，然后静坐 10 ~ 15 分钟。

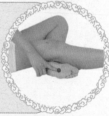

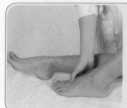

【太冲穴】
- **取穴** 位于足背侧，当第一跖骨间隙的后方凹陷处。
- **按摩** 将拇指指尖放于太冲穴上按揉 3 ~ 5 分钟，以局部有酸痛感为宜。

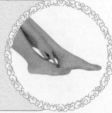

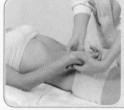

【神门穴】
- **取穴** 位于腕掌横纹尺侧端，尺侧腕屈肌腱的桡侧凹陷处。
- **按摩** 将拇指指尖放于神门穴上按揉 3 ~ 5 分钟，以局部有酸痛感为宜。

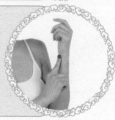

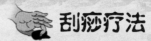

【印堂穴】

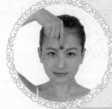

● **取穴** 位于额部,两眉头之中间。

● **刮痧** 用角刮法刮拭印堂穴 1 ~ 3 分钟,力度适中,可不出痧。

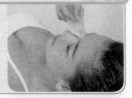

【太阳穴】

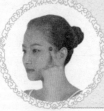

● **取穴** 位于颞部,眉梢与目外眦之间,向后约一横指的凹陷处。

● **刮痧** 用角刮法刮拭太阳穴 1 ~ 3 分钟,力度适中,可不出痧。

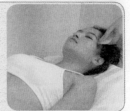

【人迎穴】

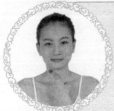

● **取穴** 位于颈部,结喉旁,胸锁乳突肌的前缘,颈总动脉搏动处。

● **刮痧** 用面刮法刮拭人迎穴 1 ~ 3 分钟,力度轻,以潮红出痧为度。

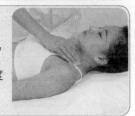

【内关穴】

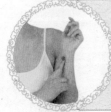

● **取穴** 位于前臂掌侧,曲泽与大陵的连线上,腕横纹上 2 寸,掌长肌腱与桡侧腕屈肌腱之间。

● **刮痧** 用面刮法刮拭内关穴 30 次,力度适中,以出痧为度。

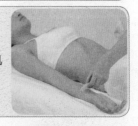

 艾灸疗法

【涌泉穴】

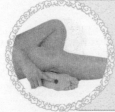

● **取穴** 位于足底第二、第三趾趾缝纹头与足跟连线前 1/3 与后 2/3 交点。

● **艾灸** 用艾条温和灸涌泉穴 10 ~ 15 分钟,以出现明显的循经感传现象为佳。

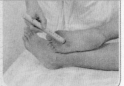

【太冲穴】

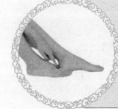

● **取穴** 位于足背侧,当第一跖骨间隙的后方凹陷处。

● **艾灸** 用艾条温和灸太冲穴 10 ~ 15 分钟,以达至受灸者能忍受的最大热度为佳。

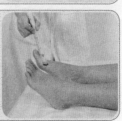

低血压

——血压下降循环慢

低血压指血压降低引起的症状，部分人群无明显症状，病情轻微者可有头晕、头痛、食欲不振、疲劳、脸色苍白等，严重者会出现直立性眩晕、四肢冰凉、心律失常等症状。这些症状主要是因血压下降、血液循环缓慢、影响组织细胞氧气和营养的供应引起的。低血压的诊断标准为：血压值小于 90/60mmHg。

按摩疗法

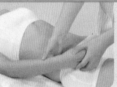

【合谷穴】
- **取穴** 位于手背，第一、第二掌骨间，当第二掌骨桡侧的中点处。
- **按摩** 用拇指指腹掐揉合谷穴 30 ~ 50 次。

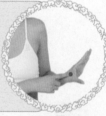

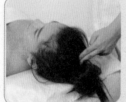

【百会穴】
- **取穴** 位于头部，前发际正中直上 5 寸，或两耳尖连线的中点处。
- **按摩** 将食指和中指按在百会穴上，顺时针按揉 50 次，再逆时针按揉 50 次，力度稍轻、平稳。

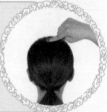

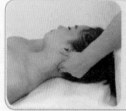

【天柱穴】
- **取穴** 位于项部，大筋（斜方肌）外缘之后发际凹陷中，后发际正中旁开 1.3 寸。
- **按摩** 用食指和中指按揉天柱穴 50 次，以潮红发热为度。

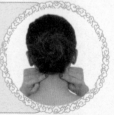

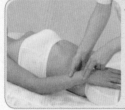

【阳池穴】
- **取穴** 位于腕背横纹中，指总伸肌腱的尺侧缘凹陷处。
- **按摩** 将食指、中指合并按在阳池穴上，以顺时针的方向按揉 50 ~ 100 次。

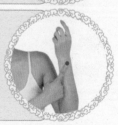

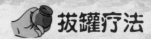

拔罐疗法

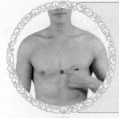

【膻中穴】

● **取穴** 位于胸部，前正中线上，平第四肋间，两乳头连线的中点。

● **拔罐** 用拔罐器将气罐吸附在膻中穴上，留罐10～15分钟。

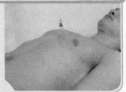

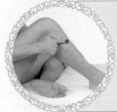

【足三里穴】

● **取穴** 位于小腿前外侧，当犊鼻下3寸，距胫骨前缘一横指（中指）。

● **拔罐** 用拔罐器将气罐吸附在足三里穴上，留罐10～15分钟。

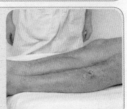

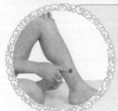

【三阴交穴】

● **取穴** 位于小腿内侧，足内踝尖上3寸，胫骨内侧缘后方。

● **拔罐** 用拔罐器将气罐吸附在三阴交穴上，留罐10～15分钟。

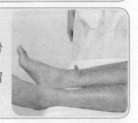

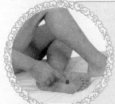

【涌泉穴】

● **取穴** 位于足底第二、第三趾趾缝纹头端与足跟连线的前1/3与后2/3交点上。

● **拔罐** 用拔罐器将气罐吸附在涌泉穴上，留罐10～15分钟。

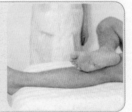

艾灸疗法

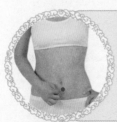

【气海穴】

● **取穴** 位于下腹部，前正中线上，当脐中下1.5寸。

● **艾灸** 点燃艾灸盒放于气海穴上，灸治10～15分钟，以感到舒适、无灼痛感、皮肤潮红为度。

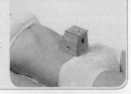

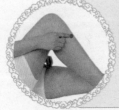

【足三里穴】

● **取穴** 位于小腿前外侧，当犊鼻下3寸，距胫骨前缘一横指（中指）。

● **艾灸** 用艾条悬灸足三里穴10～15分钟。

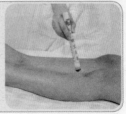

高脂血症

——心肌梗死病因魁

血脂主要是指血清中的胆固醇和三酰甘油。无论是胆固醇还是三酰甘油的含量增高，或是两者皆增高，统称为高脂血症。高血脂可直接引起一些严重危害人体健康的疾病，如脑卒中、冠心病、心肌梗死、心脏猝死等危险病症，也是导致高血压、糖耐量异常、糖尿病的一个重要危险因素。

按摩疗法

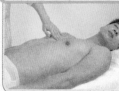

【膻中穴】
- **取穴** 位于胸部，当前正中线上，平第四肋间，两乳头连线的中点。
- **按摩** 将食指、中指、无名指并拢，按揉膻中穴1~2分钟。

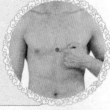

【上脘穴】
- **取穴** 位于上腹部，前正中线上，当脐中上5寸。
- **按摩** 将食指、中指、无名指并拢，由上至下，推揉上脘穴2~3分钟。

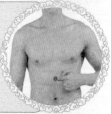

【建里穴】
- **取穴** 位于上腹部，前正中线上，当脐中上3寸。
- **按摩** 将食指、中指并拢，由上至下，推揉建里穴2~3分钟。

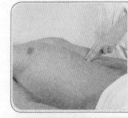

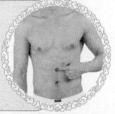

【关元穴】
- **取穴** 位于下腹部，前正中线上，当脐中下3寸。
- **按摩** 将食指、中指并拢，放于关元穴上，轻揉3分钟。

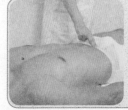

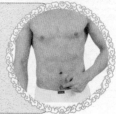

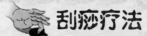

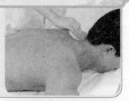

刮痧疗法

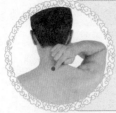

【大椎穴】

- **取穴** 位于后正中线上，第七颈椎棘突下凹陷中。
- **刮痧** 用面刮法用力刮拭大椎穴30次，可不出痧。

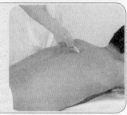

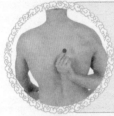

【心俞穴】

- **取穴** 位于背部，当第五胸椎棘突下，旁开1.5寸。
- **刮痧** 用角刮法稍用力刮拭心俞穴30次，可不出痧。

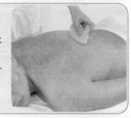

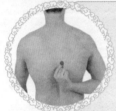

【膈俞穴】

- **取穴** 位于背部，当第七胸椎棘突下，旁开1.5寸。
- **刮痧** 用面刮法用力刮拭膈俞穴30次，可不出痧。

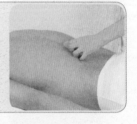

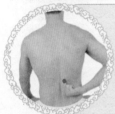

【脾俞穴】

- **取穴** 位于背部，当第十一胸椎棘突下，旁开1.5寸。
- **刮痧** 用面刮法由内向外刮拭脾俞穴30次，可不出痧。

拔罐疗法

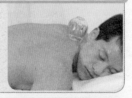

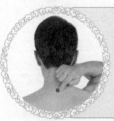

【大椎穴】

- **取穴** 位于后正中线上，第七颈椎棘突下凹陷中。
- **拔罐** 将棉球点燃后，伸入罐内马上抽出，然后迅速将火罐扣在大椎穴上，留罐10分钟。

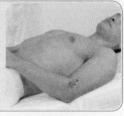

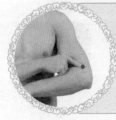

【曲池穴】

- **取穴** 位于肘横纹外侧端，屈肘，当尺泽与肱骨外上髁的连线中点。
- **拔罐** 用拔罐器将气罐吸附在曲池穴上，留罐10分钟。

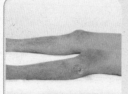

【阳陵泉穴】

● **取穴** 位于小腿外侧，当腓骨小头前下方凹陷处。

● **拔罐** 用拔罐器将气罐吸附在阳陵泉穴上，留罐10分钟。

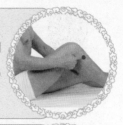

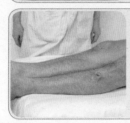

【足三里穴】

● **取穴** 位于小腿前外侧，当犊鼻下3寸，距胫骨前缘一横指（中指）。

● **拔罐** 用拔罐器将气罐吸附在足三里穴上，留罐10分钟。

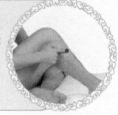

艾灸疗法

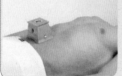

【神阙穴】

● **取穴** 位于腹中部，脐中央。

● **艾灸** 点燃艾灸盒放于神阙穴上，灸治10～15分钟，以感到舒适、无灼痛感、皮肤潮红为度。

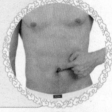

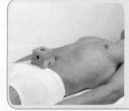

【关元穴】

● **取穴** 位于下腹部，前正中线上，当脐中下3寸。

● **艾灸** 点燃艾灸盒放于关元穴上，灸治10～15分钟，以施灸部位出现红晕为度。

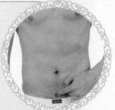

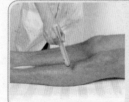

【足三里穴】

● **取穴** 位于小腿前外侧，当犊鼻下3寸，距胫骨前缘一横指（中指）。

● **艾灸** 用艾条温和灸足三里穴10～15分钟。

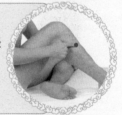

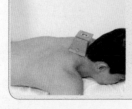

【大椎穴】

● **取穴** 位于后正中线上，第七颈椎棘突下凹陷中。

● **艾灸** 点燃艾灸盒放于大椎穴上，灸治10～15分钟，以达至受灸者能忍受的最大热度为佳。

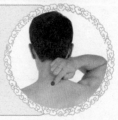

糖尿病

——三多一少脏腑伤

　　糖尿病是由于血中胰岛素相对不足，导致血糖过高出现糖尿，进而引起脂肪和蛋白质代谢紊乱的、常见的内分泌代谢性疾病。临床上可出现多尿、烦渴、多饮、多食、消瘦等表现，持续高血糖与长期代谢紊乱等症状可导致眼、肾、心血管系统及神经系统的损害及其功能障碍或衰竭。

按摩疗法

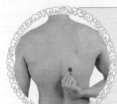

【胰俞穴】

● **取穴** 位于背部，当第八胸椎棘突下，旁开1.5寸。

● **按摩** 将拇指指腹放于胰俞穴上，点揉3～5分钟。

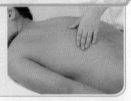

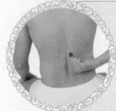

【胃俞穴】

● **取穴** 位于背部，当第十二胸椎棘突下，旁开1.5寸。

● **按摩** 双手食指、中指紧并，同时点按胃俞穴2～3分钟。

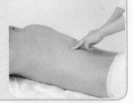

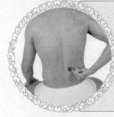

【三焦俞穴】

● **取穴** 位于腰部，当第一腰椎棘突下，旁开1.5寸。

● **按摩** 将双手拇指放于三焦俞穴上，微微用力压揉3分钟，以局部有酸胀感为宜。

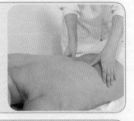

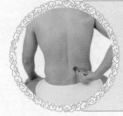

【肾俞穴】

● **取穴** 位于腰部，当第二腰椎棘突下，旁开1.5寸。

● **按摩** 双手交叠，放在肾俞穴上，用手掌根部按揉1～3分钟，力度由轻到重。

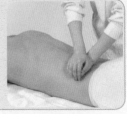

刮痧疗法

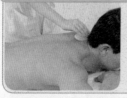

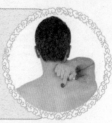

【大杼穴】
- **取穴** 位于背部，当第一胸椎棘突下，旁开1.5寸。
- **刮痧** 用面刮法从上往下刮拭大杼穴30次，以出痧为度。

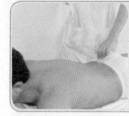

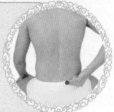

【膀胱俞穴】
- **取穴** 位于骶部，当骶正中嵴旁开1.5寸，平第二骶后孔。
- **刮痧** 用角刮法从上往下刮拭膀胱俞穴30次，以出痧为度。

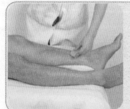

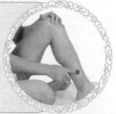

【三阴交穴】
- **取穴** 位于小腿内侧，当足内踝尖上3寸，胫骨内侧缘后方。
- **刮痧** 用角刮法刮拭三阴交穴50次，以皮肤潮红为度。

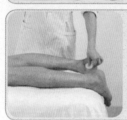

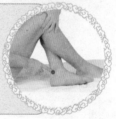

【太溪穴】
- **取穴** 位于足内侧，内踝后方，当内踝尖与跟腱之间的凹陷处。
- **刮痧** 用角刮法刮拭太溪穴30次，以皮肤潮红为度。

拔罐疗法

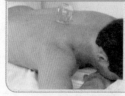

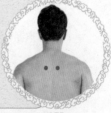

【肺俞穴】
- **取穴** 位于背部，当第三胸椎棘突下，旁开1.5寸。
- **拔罐** 将棉球点燃后，伸入罐内马上抽出，然后迅速将火罐扣在肺俞穴上，留罐15分钟。

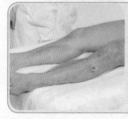

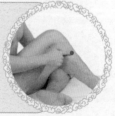

【足三里穴】
- **取穴** 位于小腿前外侧，当犊鼻下3寸，距胫骨前缘一横指（中指）。
- **拔罐** 用拔罐器将气罐吸附在足三里穴上，留罐15分钟。

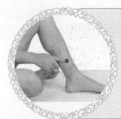

【三阴交穴】
- **取穴** 位于小腿内侧，当足内踝尖上 3 寸，胫骨内侧缘后方。
- **拔罐** 用拔罐器将气罐吸附在三阴交穴上，留罐 15 分钟。

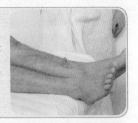

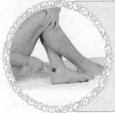

【太溪穴】
- **取穴** 位于足内侧，内踝后方，当内踝尖与跟腱之间的凹陷处。
- **拔罐** 用拔罐器将气罐吸附在太溪穴上，留罐 15 分钟。

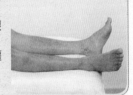

艾灸疗法

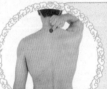

【大椎穴】
- **取穴** 位于后正中线上，第七颈椎棘突下凹陷中。
- **艾灸** 点燃艾灸盒放于大椎穴上，灸治 10 ~ 15 分钟，以达至受灸者能忍受的最大热度为佳。

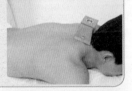

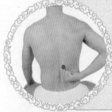

【脾俞穴】
- **取穴** 位于背部，当第十一胸椎棘突下，旁开 1.5 寸。
- **艾灸** 用艾条悬灸脾俞穴 10 ~ 15 分钟，以感到舒适、无灼痛感、皮肤潮红为度。

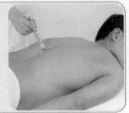

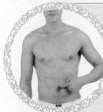

【神阙穴】
- **取穴** 位于腹中部，脐中央。
- **艾灸** 点燃艾灸盒放于神阙穴上，灸治 10 ~ 15 分钟，以热感传至整个腹部为佳。

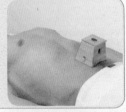

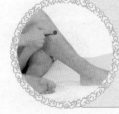

【足三里穴】
- **取穴** 位于小腿前外侧，当犊鼻下 3 寸，距胫骨前缘一横指（中指）。
- **艾灸** 用艾条温和灸足三里穴 10 ~ 15 分钟。

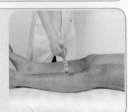

失眠

——入睡困难易做梦

　　失眠是指无法入睡或无法保持睡眠状态，即睡眠失常。失眠虽不属于危重疾病，但影响人们的日常生活。睡眠不足会导致健康不佳，生理节奏被打乱，继之引起人的疲劳感，使人感到全身不适、无精打采、反应迟缓、头痛、记忆力减退等。

 ## 按摩疗法

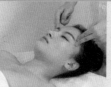

【丝竹空穴】
- **取穴** 位于面部，眉梢凹陷处。
- **按摩** 用双手食指和中指指腹按揉丝竹空穴30次。

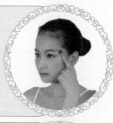

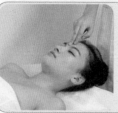

【印堂穴】
- **取穴** 位于额部，两眉头之中间。
- **按摩** 将食指、中指并拢点按印堂穴30次。

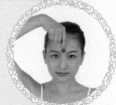

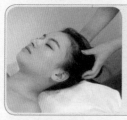

【头维穴】
- **取穴** 位于头侧部，额角发际上0.5寸，头正中线旁开4.5寸。
- **按摩** 将拇指指尖放于头维穴上，力度由轻渐重，按揉1~2分钟，以有酸胀感为度。

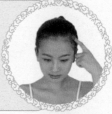

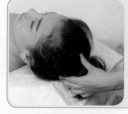

【百会穴】
- **取穴** 位于头部，前发际正中直上5寸，或两耳尖连线的中点处。
- **按摩** 将拇指指腹放于百会穴上，适当用力压揉1分钟。

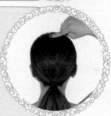

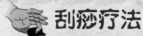

刮痧疗法

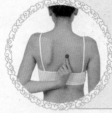

【心俞穴】

● **取穴** 位于背部，当第五胸椎棘突下，旁开1.5寸。

● **刮痧** 用面刮法刮拭心俞穴30次，以出痧为度。

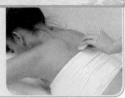

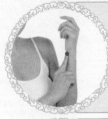

【神门穴】

● **取穴** 位于腕掌横纹尺侧端，尺侧腕屈肌腱的桡侧凹陷处。

● **刮痧** 用刮痧板刮拭神门穴30次，力度适中，可不出痧。

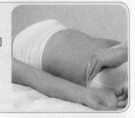

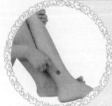

【三阴交穴】

● **取穴** 位于小腿内侧，足内踝尖上3寸，胫骨内侧缘后方。

● **刮痧** 用角刮法从上至下刮拭三阴交穴30次，以出痧为度。

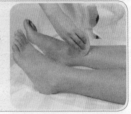

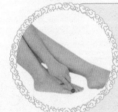

【足窍阴穴】

● **取穴** 位于足第四趾末节外侧，距趾甲角0.1寸（指寸）。

● **刮痧** 用角刮法刮拭足窍阴穴30次，可不出痧。

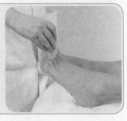

艾灸疗法

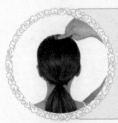

【百会穴】

● **取穴** 位于头部，前发际正中直上5寸，或两耳尖连线的中点处。

● **艾灸** 用艾条回旋灸百会穴10～15分钟，热力要能够深入体内，直达病所。

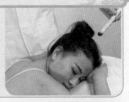

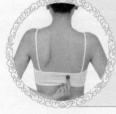

【肝俞穴】

● **取穴** 位于背部，当第九胸椎棘突下，旁开1.5寸。

● **艾灸** 点燃艾灸盒放于肝俞穴上，灸治10～15分钟，以感到舒适、无灼痛感、皮肤潮红为度。

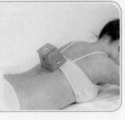

贫血

——失眠头晕面苍白

贫血是指人体外周血红细胞容量减少，低于正常范围下限的一种常见的临床症状。主要表现为头昏、耳鸣、失眠、记忆减退、注意力不集中等，是贫血导致神经组织损害的常见症状。成年男性血红蛋白＜120g/L，成年女性（非妊娠）血红蛋白＜110g/L，孕妇血红蛋白＜100g/L，均可诊断为贫血。

 按摩疗法

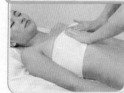

【膻中穴】
- **取穴** 位于胸部，前正中线上，平第四肋间，两乳头连线的中点。
- **按摩** 两手横置按于膻中穴上，自上而下推至腹尽处，推20次。

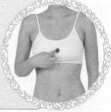

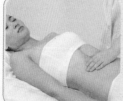

【中脘穴】
- **取穴** 位于上腹部，前正中线上，当脐中上4寸。
- **按摩** 搓热双掌，将掌心放于中脘穴上，以振动手法操作1分钟，力度适中。

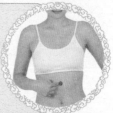

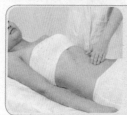

【神阙穴】
- **取穴** 位于腹中部，脐中央。
- **按摩** 四指置于神阙穴，先逆时针从小到大摩脘腹30圈，然后再顺时针从大到小摩动30圈。

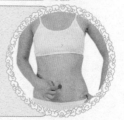

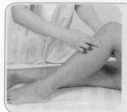

【足三里穴】
- **取穴** 位于小腿前外侧，当犊鼻下3寸，距胫骨前缘一横指（中指）。
- **按摩** 食指、中指相叠，以顺时针的方向按揉足三里穴50次。

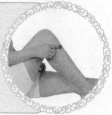

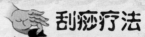
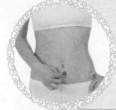

【气海穴】

● **取穴** 位于下腹部，前正中线上，当脐中下1.5寸。

● **刮痧** 用面刮法刮拭气海穴3分钟，以皮肤潮红为度。

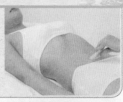

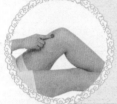

【血海穴】

● **取穴** 屈膝,位于大腿内侧,髌底内侧端上2寸,股四头肌内侧头的隆起处。

● **刮痧** 用角刮法用力刮拭血海穴50次，速度适中。

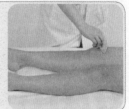

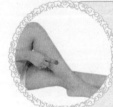

【丰隆穴】

● **取穴** 位于小腿前外侧，当外踝尖上8寸，条口外，距胫骨前缘二横指（中指）。

● **刮痧** 用面刮法刮拭丰隆穴，力度适中，以出痧为度。

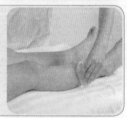

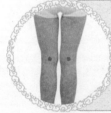

【委中穴】

● **取穴** 位于腘横纹中点，股二头肌腱与半腱肌肌腱的中间。

● **刮痧** 用角刮法刮拭委中穴，力度适中，可不出痧。

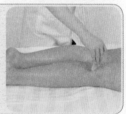

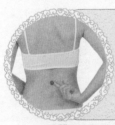
【命门穴】

● **取穴** 位于腰部，当后正中线上，第二腰椎棘突下凹陷中。

● **拔罐** 将火罐扣在命门穴上，留罐15分钟。

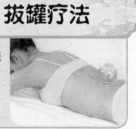

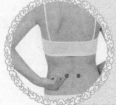

【肾俞穴】

● **取穴** 位于腰部，当第二腰椎棘突下，旁开1.5寸。

● **拔罐** 将火罐扣在肾俞穴上，留罐15分钟。

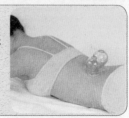

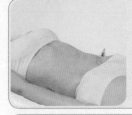

【关元穴】

- **取穴** 位于下腹部,前正中线上,当脐中下3寸。
- **拔罐** 用拔罐器将气罐吸附在关元穴上,留罐15分钟。

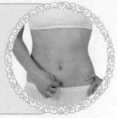

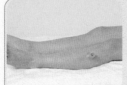

【足三里穴】

- **取穴** 位于小腿前外侧,当犊鼻下3寸,距胫骨前缘一横指(中指)。
- **拔罐** 用拔罐器将气罐吸附在足三里穴上,留罐15分钟。

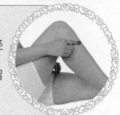

艾灸疗法

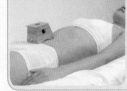

【神阙穴】

- **取穴** 位于腹中部,脐中央。
- **艾灸** 点燃艾灸盒放于神阙穴上,灸治10～15分钟,至感觉局部温热舒适而不灼烫为宜。

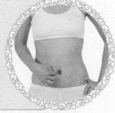

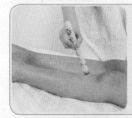

【足三里穴】

- **取穴** 位于小腿前外侧,犊鼻下3寸,距胫骨前缘一横指(中指)。
- **艾灸** 用艾条悬灸足三里穴10～15分钟,以达至受灸者能忍受的最大热度为佳。

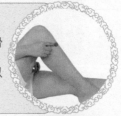

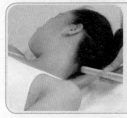

【风池穴】

- **取穴** 位于项部,枕骨之下,与风府相平,胸锁乳突肌与斜方肌上端之间的凹陷处。
- **艾灸** 用艾条悬灸风池穴10～15分钟。

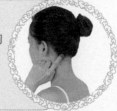

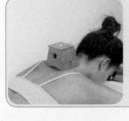

【风门穴】

- **取穴** 位于背部,当第二胸椎棘突下,旁开1.5寸。
- **艾灸** 点燃艾灸盒放于风门穴上,灸治10～15分钟,以施灸部位出现红晕为度。

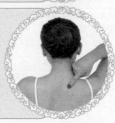

神经衰弱

——疲劳紧张易兴奋

神经衰弱是指由于长期情绪紧张及精神压力过大，从而使大脑精神活动能力减弱的功能障碍性病症。主要特征是易兴奋、脑力易疲劳、记忆力减退等，伴有各种躯体不适症状。本病如处理不当可迁延数年，但经精神科或心理科医生积极、及时治疗，指导病人正确对待疾病，本病可达缓解或治愈，预后良好。

按摩疗法

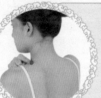

【肩井穴】

- **取穴** 位于肩上，前直乳中，大椎与肩峰端连线的中点上。
- **按摩** 用拇指和食指相对成钳形，拿捏肩井穴，力度适中，操作30次。

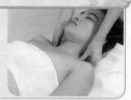

【神阙穴】

- **取穴** 位于腹中部，脐中央。
- **按摩** 双掌相叠按于腹部，以神阙穴为中心，先顺时针方向揉腹30次，再逆时针方向揉腹30次，力度由轻渐重。

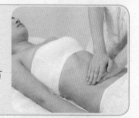

【足三里穴】

- **取穴** 位于小腿前外侧，当犊鼻下3寸，距胫骨前缘一横指（中指）。
- **按摩** 将拇指按于足三里穴，由外向内揉动30次。

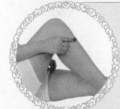
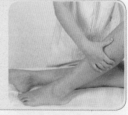

【涌泉穴】

- **取穴** 位于足底第二、第三趾趾缝纹头端与足跟连线的前1/3与后2/3交点上。
- **按摩** 用手掌来回搓按涌泉穴30次，力度适中，以潮红发热为度。

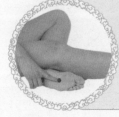
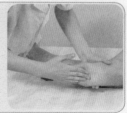

刮痧疗法

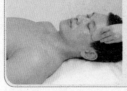

【太阳穴】
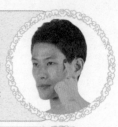

● **取穴** 位于颞部，眉梢与目外眦之间，向后约一横指的凹陷处。

● **刮痧** 用角刮法刮拭太阳穴30次，潮红出痧即可。

【中府穴】
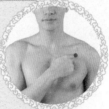

● **取穴** 位于胸前壁的外上方，云门下1寸，平第一肋间隙，距前正中线6寸。

● **刮痧** 用角刮法刮拭中府穴30次，力度微重，以出痧为度。

【膻中穴】
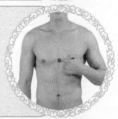

● **取穴** 位于胸部，前正中线上，平第四肋间，两乳头连线的中点。

● **刮痧** 用角刮法来回旋转刮拭膻中穴30次，潮红出痧即可。

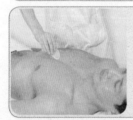

【期门穴】
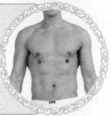

● **取穴** 位于胸部，乳头直下，第六肋间隙，前正中线旁开4寸。

● **刮痧** 用面刮法刮拭期门穴30次，由上至下，从左至右，中间不宜停顿，以出痧为度。

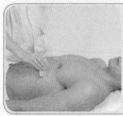

拔罐疗法

【心俞穴】
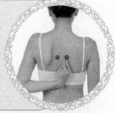

● **取穴** 位于背部，当第五胸椎棘突下，旁开1.5寸。

● **拔罐** 将棉球点燃后，伸入罐内马上抽出，迅速将火罐扣在心俞穴上，留罐10～15分钟。

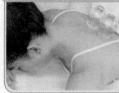

【脾俞穴】
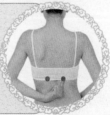

● **取穴** 位于背部，当第十一胸椎棘突下，旁开1.5寸。

● **拔罐** 将棉球点燃后，伸入罐内马上抽出，迅速将火罐扣在脾俞穴上，留罐10～15分钟。

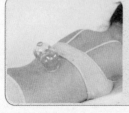

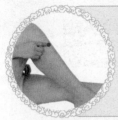

【足三里穴】

● **取穴** 位于小腿前外侧，当犊鼻下3寸，距胫骨前缘一横指（中指）。

● **拔罐** 用拔罐器将气罐吸附在足三里穴上，留罐15分钟。

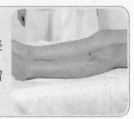

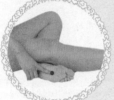

【涌泉穴】

● **取穴** 位于足底二、第三趾趾缝纹头端与足跟连线的前1/3与后2/3交点上。

● **拔罐** 用拔罐器将气罐吸附在涌泉穴上，留罐15分钟。

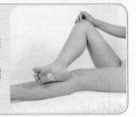

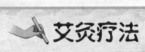

艾灸疗法

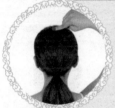

【百会穴】

● **取穴** 位于头部，前发际正中直上5寸，或两耳尖连线的中点处。

● **艾灸** 用艾条悬灸百会穴10～15分钟，热力要能够深入体内，直达病所。

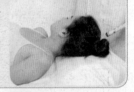

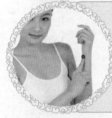

【神门穴】

● **取穴** 位于腕掌横纹尺侧端，尺侧腕屈肌腱的桡侧凹陷处。

● **艾灸** 用艾条回旋灸神门穴10～15分钟，以施灸部位出现红晕为度。

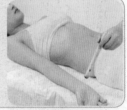

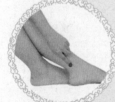

【太溪穴】

● **取穴** 位于足内侧，内踝后方，内踝尖与跟腱之间的凹陷处。

● **艾灸** 用艾条回旋灸太溪穴10～15分钟，以穴位处皮肤潮红为度。

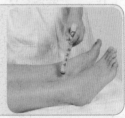

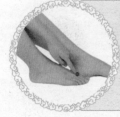

【行间穴】

● **取穴** 位于足背侧，第一、第二趾间，趾蹼缘的后方赤白肉际处。

● **艾灸** 用艾条回旋灸行间穴10～15分钟，以达至受灸者能忍受的最大热度为佳。

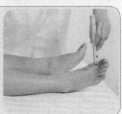

眩晕

——地动山摇欲扑倒

眩晕分为周围性眩晕和中枢性眩晕。中枢性眩晕是由脑组织、脑神经疾病如高血压、动脉硬化等脑血管疾病引起。周围性眩晕发作时多伴有耳聋、耳鸣、恶心、呕吐、出冷汗等自主神经系统症状。如不及时治疗容易引起痴呆、脑血栓、脑出血、中风偏瘫，甚至猝死等情况。

按摩疗法

【百会穴】

● **取穴** 位于头部，前发际正中直上5寸，或两耳尖连线的中点处。

● **按摩** 将拇指放于百会穴上，分别以顺时针和逆时针方向按揉，以百会穴四周有酸胀感为宜。

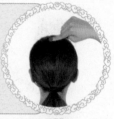

【印堂穴】

● **取穴** 位于额部，两眉头之中间。

● **按摩** 食指与中指紧并，从鼻梁向额头方向推揉印堂穴，以局部有酸胀感为宜。

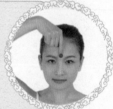

【翳风穴】

● **取穴** 位于耳垂后方，乳突与下颌角之间的凹陷处。

● **按摩** 将拇指放于头部的翳风穴上，分别以顺时针和逆时针方向按揉，以局部有酸胀感为宜。

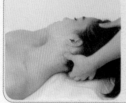

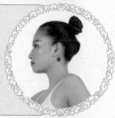

【头窍阴穴】

● **取穴** 位于耳后乳突后上方，天冲与完骨的中1/3与下2/3交点处。

● **按摩** 将拇指放于头部的头窍阴穴上，先按压头窍阴穴30次，再顺时针按揉3～5分钟。

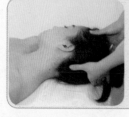

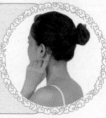

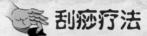
【百会穴】

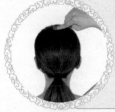
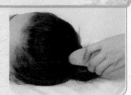

- **取穴** 位于头部，前发际正中直上5寸，或两耳尖连线的中点处。
- **刮痧** 将刮痧板角部着力于百会穴，由浅入深缓慢地着力，以百会穴有酸麻胀痛感为度。

【血海穴】

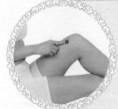
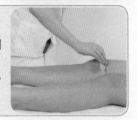

- **取穴** 位于髌底内侧端上2寸，股四头肌内侧头的隆起处。
- **刮痧** 用面刮法刮拭血海穴30次，以出痧为度。

【阴陵泉穴】

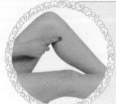
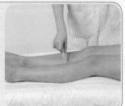

- **取穴** 位于小腿内侧，胫骨内侧髁后下方凹陷处。
- **刮痧** 用刮痧板侧边刮拭阴陵泉穴30次，以出痧为度。

【足三里穴】

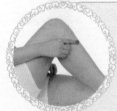
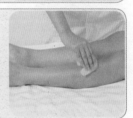

- **取穴** 位于小腿前外侧，当犊鼻下3寸，距胫骨前缘一横指（中指）。
- **刮痧** 用角刮法重刮足三里穴30次，以出痧为度。

拔罐疗法

【膈俞穴】

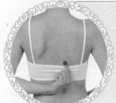
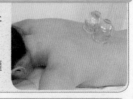

- **取穴** 位于背部，当第七胸椎棘突下，旁开1.5寸。
- **拔罐** 将棉球点燃后，伸入罐内马上抽出，然后迅速将火罐扣在膈俞穴上，留罐15分钟。

【气海穴】

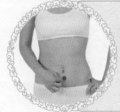
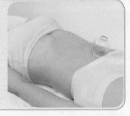

- **取穴** 位于下腹部，前正中线上，当脐中下1.5寸。
- **拔罐** 用同样的操作方法将火罐扣在气海穴上，留罐10分钟。

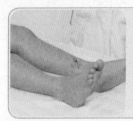

【三阴交穴】
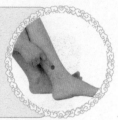

- **取穴** 位于小腿内侧，足内踝尖上3寸，胫骨内侧缘后方。
- **拔罐** 用拔罐器将气罐吸附在三阴交穴上，留罐15分钟。

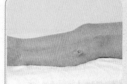

【足三里穴】
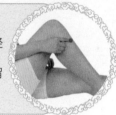

- **取穴** 位于小腿前外侧，当犊鼻下3寸，距胫骨前缘一横指（中指）。
- **拔罐** 用拔罐器将气罐吸附在足三里穴上，留罐15分钟。

艾灸疗法

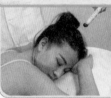

【百会穴】
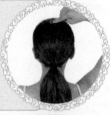

- **取穴** 位于头部，前发际正中直上5寸，或两耳尖连线的中点处。
- **艾灸** 用艾条悬灸百会穴10～15分钟，热力要能够深入体内，直达病所。

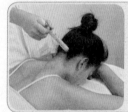

【风池穴】
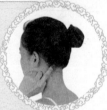

- **取穴** 位于项部，枕骨之下，与风府相平，胸锁乳突肌与斜方肌上端之间的凹陷处。
- **艾灸** 用艾条回旋灸风池穴10～15分钟。

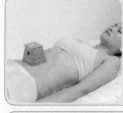

【神阙穴】
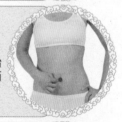

- **取穴** 位于腹中部，脐中央。
- **艾灸** 点燃艾灸盒放于神阙穴上，灸治10～15分钟，至感觉局部温热舒适而不灼烫为宜。

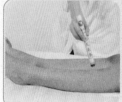

【足三里穴】
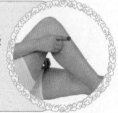

- **取穴** 位于小腿前外侧，当犊鼻下3寸，距胫骨前缘一横指（中指）。
- **艾灸** 用艾条悬灸足三里穴10～15分钟。

胸闷

——自觉胸内憋闷感

　　胸闷，可轻可重，是一种主观感觉，一种自觉胸部闷胀及呼吸不畅的感觉，轻者可能是神经性的，即心脏、肺的功能失去调节引起的，经西医诊断无明显的器质性病变。严重者为心肺二脏的疾患引起，可由冠心病、心肌供血不足或慢性支气管炎、肺气肿、肺心病等导致，经西医诊断有明显的器质性病变。

按摩疗法

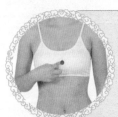

【膻中穴】

- **取穴** 位于胸部，当前正中线上，平第四肋间，两乳头连线的中点处。
- **按摩** 以膻中穴为中心，双掌重叠，顺时针旋转50圈。

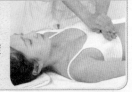

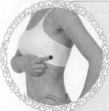

【大包穴】

- **取穴** 位于侧胸部，腋中线上，第六肋间隙处。
- **按摩** 用双手手掌用力推按大包穴50次。

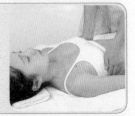

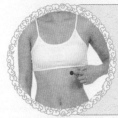

【期门穴】

- **取穴** 位于胸部，乳头直下，第六肋间隙，前正中线旁开4寸。
- **按摩** 用手掌掌心用力推按期门穴50次。

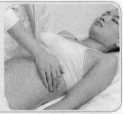

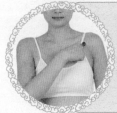

【中府穴】

- **取穴** 位于胸前壁的外上方，云门下1寸，平第一肋间隙，距前正中线6寸。
- **按摩** 用食指、中指按揉中府穴20～30次，力度由轻渐重。

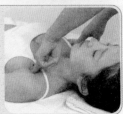

刮痧疗法

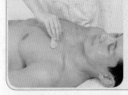

【俞府穴】
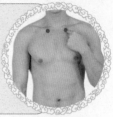
- **取穴** 位于胸部，锁骨下缘，前正中线旁开2寸。
- **刮痧** 用面刮法刮拭俞府穴30次，以出痧为度。

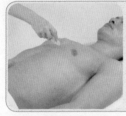

【膻中穴】
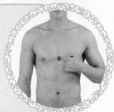
- **取穴** 位于胸部，当前正中线上，平第四肋间，两乳头连线的中点。
- **刮痧** 用角刮法从上往下刮拭膻中穴30次，以出痧为度。

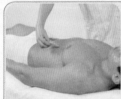

【期门穴】
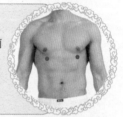
- **取穴** 位于胸部，乳头直下，第六肋间隙，前正中线旁开4寸。
- **刮痧** 用面刮法由内向外刮拭期门穴30次，以出痧为度。

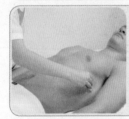

【大包穴】
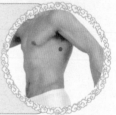
- **取穴** 位于侧胸部，腋中线上，第六肋间隙处。
- **刮痧** 用角刮法刮拭大包穴30次，以潮红出痧为度。

拔罐疗法

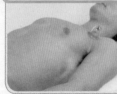

【中府穴】
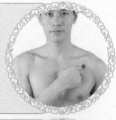
- **取穴** 位于胸前壁的外上方，云门下1寸，平第一肋间隙，距前正中线6寸。
- **拔罐** 用拔罐器将气罐吸附在中府穴上，留罐10～15分钟。

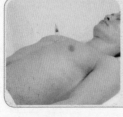

【膻中穴】
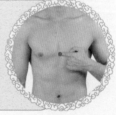
- **取穴** 位于胸部，当前正中线上，平第四肋间，两乳头连线的中点。
- **拔罐** 用拔罐器将气罐吸附在膻中穴上，留罐10～15分钟。

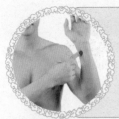

【内关穴】

● **取穴** 位于前臂掌侧，曲泽与大陵的连线上，腕横纹上2寸，掌长肌腱与桡侧腕屈肌腱之间。

● **拔罐** 用气罐吸拔内关穴，留罐10～15分钟。

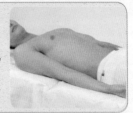

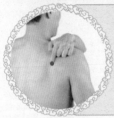

【天宗穴】

● **取穴** 位于肩胛部，冈下窝中央凹陷处，与第四胸椎相平。

● **拔罐** 用火罐法将火罐扣在天宗穴上，留罐15分钟。

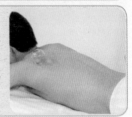

艾灸疗法

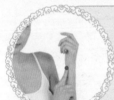

【神门穴】

● **取穴** 位于腕掌横纹尺侧端，尺侧腕屈肌腱的桡侧凹陷处。

● **艾灸** 用艾条回旋灸神门穴10～15分钟，以施灸部位出现红晕为度。

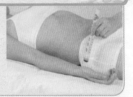

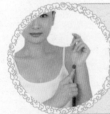

【大陵穴】

● **取穴** 位于腕掌横纹的中点处，掌长肌腱与桡侧腕屈肌腱之间。

● **艾灸** 用艾条回旋灸大陵穴10～15分钟，以感到舒适、无灼痛感、皮肤潮红为度。

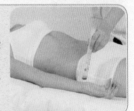

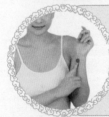

【内关穴】

● **取穴** 位于前臂掌侧，曲泽与大陵的连线上，腕横纹上2寸，掌长肌腱与桡侧腕屈肌腱之间。

● **艾灸** 用艾条回旋灸内关穴10～15分钟，有温热感为度。

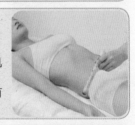

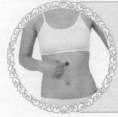

【中脘穴】

● **取穴** 位于上腹部，前正中线上，当脐中上4寸。

● **艾灸** 点燃艾灸盒灸治中脘穴10～15分钟，至局部皮肤潮红、发热为止。

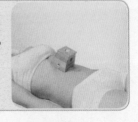

疲劳综合征

——记忆减退精神差

　　疲劳综合征即慢性疲劳综合征，通常患者心理方面的异常表现要比身体方面的症状出现得早，自觉较为突出。实际上疲劳感多源于体内的各种功能失调，典型表现为：短期记忆力减退或注意力不集中、咽痛、肌肉酸痛、无红肿的关节疼痛、头痛、睡眠后精力不能恢复、体力或脑力劳动后身体感觉不适。

 ## 按摩疗法

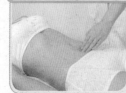

【气海穴】

- **取穴** 位于下腹部，前正中线上，当脐中下1.5寸。
- **按摩** 将食指、中指、无名指三指并拢，放于气海穴上，力度轻柔，环形按揉5分钟。

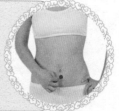

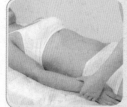

【列缺穴】

- **取穴** 位于前臂桡侧缘，桡骨茎突上方，腕横纹上1.5寸，肱桡肌与拇长展肌腱之间。
- **按摩** 将拇指放于列缺穴上，力度适中，按揉3分钟。

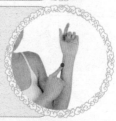

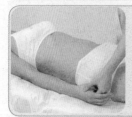

【合谷穴】

- **取穴** 位于手背，第一、二掌骨间，当第二掌骨桡侧的中点处。
- **按摩** 将拇指放于合谷穴上，由轻渐重地掐揉3分钟。

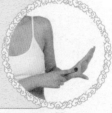

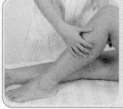

【足三里穴】

- **取穴** 位于小腿前外侧，当犊鼻下3寸，距胫骨前缘一横指（中指）。
- **按摩** 将拇指放于足三里穴上，力度由轻渐重按揉1～2分钟。

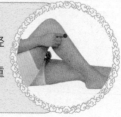

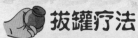拔罐疗法

【心俞穴】

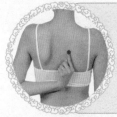

- **取穴** 位于背部，当第五胸椎棘突下，旁开1.5寸。
- **拔罐** 将棉球点燃后，伸入罐内马上抽出，然后迅速将火罐扣在心俞穴上，留罐15分钟。

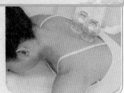

【足三里穴】

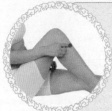

- **取穴** 位于小腿前外侧，当犊鼻下3寸，距胫骨前缘一横指（中指）。
- **拔罐** 用拔罐器将气罐吸附在足三里穴上，留罐15分钟。

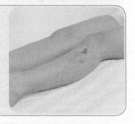

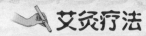艾灸疗法

【关元穴】

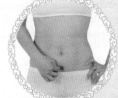

- **取穴** 位于下腹部，前正中线上，当脐中下3寸。
- **艾灸** 点燃艾灸盒放于关元穴上，灸治10～15分钟，以感到舒适、无灼痛感、皮肤潮红为度。

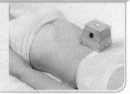

【足三里穴】

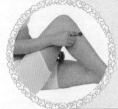

- **取穴** 位于小腿前外侧，当犊鼻下3寸，距胫骨前缘一横指（中指）。
- **艾灸** 用艾条悬灸足三里穴10～15分钟。

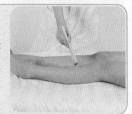

【百会穴】

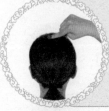

- **取穴** 位于头部，前发际正中直上5寸，或两耳尖连线的中点处。
- **艾灸** 用艾条悬灸百会穴10～15分钟，以施灸部位出现红晕为度。

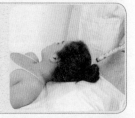

【脾俞穴】

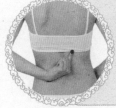

- **取穴** 位于背部，当第十一胸椎棘突下，旁开1.5寸。
- **艾灸** 点燃艾灸盒放于脾俞穴上，灸治10～15分钟，以出现明显的循经感传现象为佳。

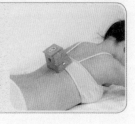

空调病
——肌肉酸痛受风寒

空调病又称"空调综合征"，指长时间在空调环境下工作学习的人，因空气不流通、环境不佳，出现鼻塞、头昏、打喷嚏、乏力、记忆力减退等症状，一般表现为疲乏无力、四肢肌肉关节酸痛、头痛、腰痛，严重者可引起口眼㖞斜。老人、儿童的身体抵抗力低下，空调冷气最容易攻破他们的呼吸道防线。

按摩疗法

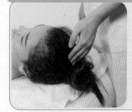

【百会穴】
- **取穴** 位于头部，前发际正中直上5寸，或两耳尖连线的中点处。
- **按摩** 用四指指腹轻按百会穴，以顺时针的方向按揉1分钟，再以逆时针的方向按揉1分钟。

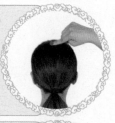

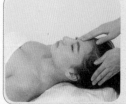

【印堂穴】
- **取穴** 位于额部，两眉头之中间。
- **按摩** 四指指腹点按在印堂穴上，以顺时针的方向做回旋动作1分钟。

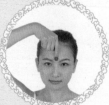

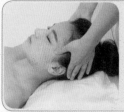

【太阳穴】
- **取穴** 位于颞部，眉梢与目外眦之间，向后约一横指的凹陷处。
- **按摩** 将拇指指腹按在太阳穴上，顺时针按揉1分钟，再以均衡的压力抹向耳际，操作5～10遍。

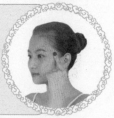

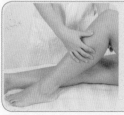

【足三里穴】
- **取穴** 位于小腿前外侧，当犊鼻下3寸，距胫骨前缘一横指（中指）。
- **按摩** 用拇指指腹轻按足三里穴，以顺时针的方向按揉1分钟。

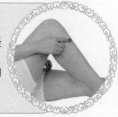

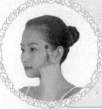

【太阳穴】

● **取穴** 位于颞部，眉梢与目外眦之间，向后约一横指的凹陷处。

● **刮痧** 将刮痧板角部着力于太阳穴上，由浅入深缓慢地着力，一起一伏，反复操作 10 余次。

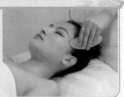

【迎香穴】

● **取穴** 位于鼻翼外缘中点旁，鼻唇沟中。

● **刮痧** 将刮痧板角部着力于迎香穴上，连续刮拭 30 次，力度轻柔，不必出痧。

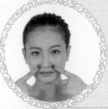

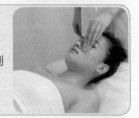

【风池穴】

● **取穴** 位于项部，枕骨之下，与风府相平，胸锁乳突肌与斜方肌上端之间的凹陷处。

● **刮痧** 用面刮法刮拭风池穴 30 次，以出痧为度。

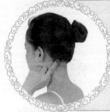

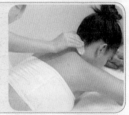

【定喘穴】

● **取穴** 位于背部，当第七颈椎棘突下，旁开 0.5 寸。

● **刮痧** 用面刮法刮拭定喘穴 30 次，以出痧为度。

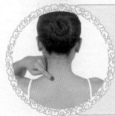

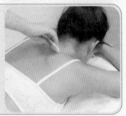

【膝阳关穴】

● **取穴** 位于膝外侧，阳陵泉上 3 寸，股骨外上髁上方的凹陷处。

● **艾灸** 用艾条回旋灸膝阳关穴 10 ~ 15 分钟，以达至受灸者能忍受的最大热度为佳。

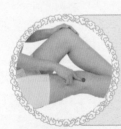

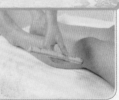

【阳陵泉穴】

● **取穴** 位于小腿外侧，腓骨头前下方凹陷处。

● **艾灸** 用艾条回旋灸阳陵泉穴 10 ~ 15 分钟，以出现循经感传现象为佳。

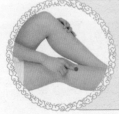

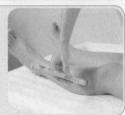

冠心病

——心痛心衰律不齐

冠心病是由冠状动脉发生粥样硬化，导致心肌缺血的疾病，是中老年人心血管疾病中最常见的一种。在临床上冠心病主要特征为心绞痛、心律不齐、心肌梗死及心力衰竭等，主要症状有：胸骨后出现呈压榨样、烧灼样的疼痛。本病主要因"气滞血瘀"所致，与心、肝、脾、肾诸脏功能失调有关。

按摩疗法

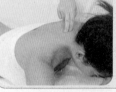

【大椎穴】
- **取穴** 位于后正中线上，第七颈椎棘突下凹陷中。
- **按摩** 将食指、中指指腹放于大椎穴上，二指稍用力按揉 1～2 分钟。

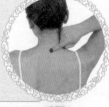

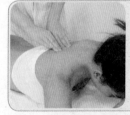

【神堂穴】
- **取穴** 位于背部，当第五胸椎棘突下，旁开 3 寸。
- **按摩** 将双手的食指、中指、无名指紧并放于神堂穴上，适当用力点揉 3 分钟。

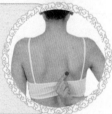

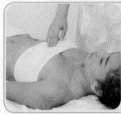

【膻中穴】
- **取穴** 位于胸部，前正中线上，平第四肋间，两乳头连线的中点。
- **按摩** 将食指、中指、无名指放于膻中穴上，按揉 1～2 分钟。

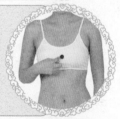

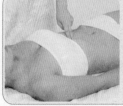

【巨阙穴】
- **取穴** 位于上腹部，前正中线上，当脐中上 6 寸。
- **按摩** 将食指、中指并拢，放于上腹部巨阙穴上，点揉 3 分钟。

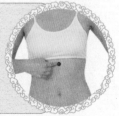

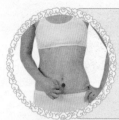

【气海穴】

- **取穴** 位于下腹部，正中线上，当脐中下1.5寸。
- **按摩** 将掌心搓热，放于下腹部气海穴上，轻揉5分钟。

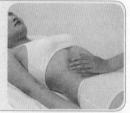

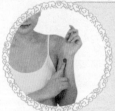

【内关穴】

- **取穴** 位于前臂掌侧，曲泽与大陵的连线上，腕横纹上2寸，掌长肌腱与桡侧腕屈肌腱之间。
- **按摩** 将拇指放于内关穴上按揉3～5分钟，以有酸痛感为宜。

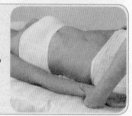

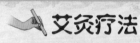

艾灸疗法

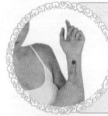

【通里穴】

- **取穴** 位于前臂掌侧，尺侧腕屈肌腱的桡侧缘，腕横纹上1寸。
- **艾灸** 用艾条回旋灸通里穴10～15分钟，以出现明显的循经感传现象为佳。

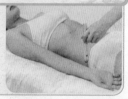

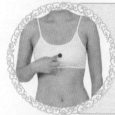

【膻中穴】

- **取穴** 位于胸部，前正中线上，平第四肋间，两乳头连线的中点。
- **艾灸** 用艾条悬灸膻中穴10～15分钟，热力要能够深入体内，直达病所。

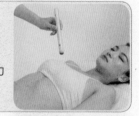

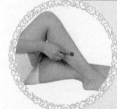

【丰隆穴】

- **取穴** 位于小腿前外侧，外踝尖上8寸，条口外，距胫骨前缘二横指（中指）。
- **艾灸** 用艾条温和灸丰隆穴10～15分钟。

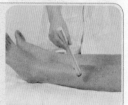

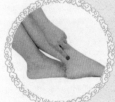

【太溪穴】

- **取穴** 位于足内侧，内踝后方，内踝尖与跟腱之间的凹陷处。
- **艾灸** 用艾条温和灸太溪穴10～15分钟，以施灸部位出现红晕为度。

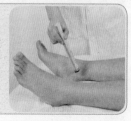

中风后遗症

——口眼㖞斜肢障碍

中风是以突然口眼㖞斜、言语含糊不利、肢体出现运动障碍、半身不遂、不省人事为特征的一类疾病。中医认为本病多因平素气血虚衰，在心、肝、肾三经阴阳失调的情况下，情志郁结、起居失宜所致。临床实践证明：中医经络穴位疗法对中风后遗症患者有很好的疗效，可有效改善口眼㖞斜、偏瘫等症状。

按摩疗法

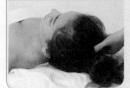

【百会穴】
● **取穴** 位于头部，前发际正中直上5寸，或两耳尖连线的中点处。
● **按摩** 伸出大拇指，其余四指半握拳，将大拇指放于百会穴上，适当用力压揉1～2分钟。

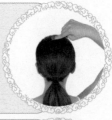

【印堂穴】
● **取穴** 位于额部，两眉头之中间。
● **按摩** 伸出大拇指，其余四指半握拳，将大拇指放于印堂穴上，按揉50次。

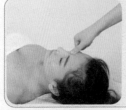
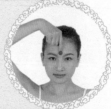

【颊车穴】
● **取穴** 位于面颊部，下颌角前上方约一横指（中指），咀嚼时咬肌隆起、按之凹陷处。
● **按摩** 用食指和中指指腹以顺时针方向按揉颊车穴约2分钟。

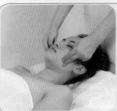
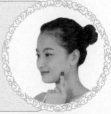

【合谷穴】
● **取穴** 位于手背，第一、第二掌骨间，当第二掌骨桡侧的中点处。
● **按摩** 将拇指放于合谷穴上，食指顶于掌面，掐揉20～30次，以有酸胀感为宜。

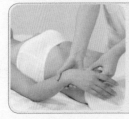
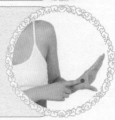

刮痧疗法

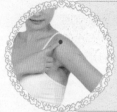

【肩髃穴】

● **取穴** 位于肩部三角肌上，臂外展或向前平伸时，当肩峰前下方凹陷处。

● **刮痧** 用角刮法刮拭肩髃穴30次，力度微重，以出痧为度。

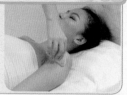

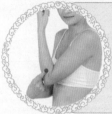

【手三里穴】

● **取穴** 位于前臂背面桡侧，阳溪与曲池连线上，肘横纹下2寸。

● **刮痧** 用角刮法刮拭手三里穴30次，由上至下，力度微重，以出痧为度。

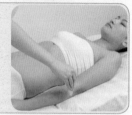

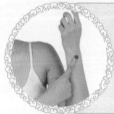

【阳池穴】

● **取穴** 位于腕背横纹中，指总伸肌腱的尺侧缘凹陷处。

● **刮痧** 用刮痧板刮拭阳池穴30次，力度适中，可不出痧。

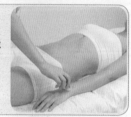

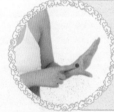

【合谷穴】

● **取穴** 位于手背，第一、第二掌骨间，当第二掌骨桡侧的中点处。

● **刮痧** 用刮痧板刮拭合谷穴30次，力度适中，可不出痧。

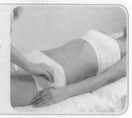

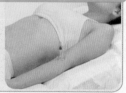

拔罐疗法

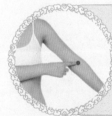

【尺泽穴】

● **取穴** 位于肘横纹中，肱二头肌腱桡侧凹陷处。

● **拔罐** 用拔罐器将气罐吸附在尺泽穴上，留罐10～15分钟。

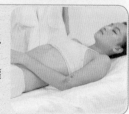

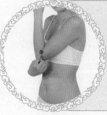

【曲池穴】

● **取穴** 位于肘横纹外侧端，屈肘，尺泽与肱骨外上髁连线中点。

● **拔罐** 用拔罐器将气罐吸附在曲池穴上，留罐10～15分钟。

三叉神经痛
——头部突如刀割伤

三叉神经痛是最常见的脑神经疾病，多发生于中老年人，右侧头面部多于左侧。主要特点是：发病骤发、骤停；疼痛呈刀割样、烧灼样，具有顽固性、剧烈性的特点；说话、洗脸、刷牙、微风拂面，甚至走路时都会导致阵发性剧烈疼痛；疼痛历时数秒或数分钟，呈周期性发作，发作间歇期同常人一样。

按摩疗法

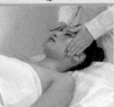

【太阳穴】
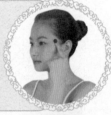
- **取穴** 位于颞部，眉梢与目外眦之间，向后约一横指的凹陷处。
- **按摩** 用双手掌心紧贴在两侧太阳穴上，适当用力按揉 0.5 ~ 1 分钟，以局部发热为佳。

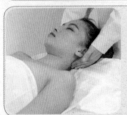

【风池穴】
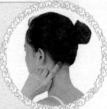
- **取穴** 位于项部，枕骨之下，与风府相平，胸锁乳突肌与斜方肌上端之间的凹陷处。
- **按摩** 用食指、中指、无名指指腹点按风池穴 2 分钟。

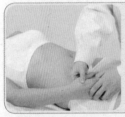

【合谷穴】
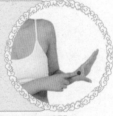
- **取穴** 位于手背，第一、第二掌骨间，当第二掌骨桡侧的中点处。
- **按摩** 将拇指指尖放在合谷穴上，以顺时针的方向由轻渐重掐揉 0.5 ~ 1 分钟。

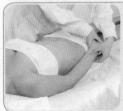

【内关穴】
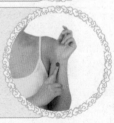
- **取穴** 位于前臂掌侧，曲泽与大陵的连线上，腕横纹上 2 寸，掌长肌腱与桡侧腕屈肌腱之间。
- **按摩** 用拇指指尖用力按压内关穴 0.5 ~ 1 分钟。

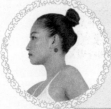

【翳风穴】

● **取穴** 位于耳垂后方，乳突与下颌角之间的凹陷处。

● **艾灸** 用艾条悬灸翳风穴 10 ~ 15 分钟，热力要能够深入体内，直达病所。

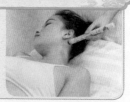

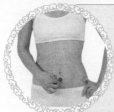

【气海穴】

● **取穴** 位于下腹部，前正中线上，当脐中下1.5 寸。

● **艾灸** 点燃艾灸盒放于气海穴上，灸治 10 分钟，至感觉局部温热舒适而不灼烫为宜。

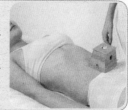

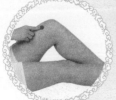

【血海穴】

● **取穴** 屈膝，位于大腿内侧，髌底内侧端上 2 寸，股四头肌内侧头的隆起处。

● **艾灸** 用艾条悬灸血海穴 10 ~ 15 分钟，有温热感为宜。

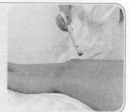

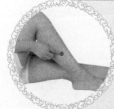

【丰隆穴】

● **取穴** 位于小腿前外侧，外踝尖上 8 寸，条口外，距胫骨前缘二横指（中指）。

● **艾灸** 用艾条悬灸丰隆穴 10 ~ 15 分钟。

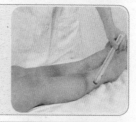

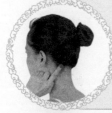

【风池穴】

● **取穴** 位于项部，当枕骨之下，与风府相平，胸锁乳突肌与斜方肌上端之间的凹陷处。

● **艾灸** 用艾条悬灸风池穴 10 ~ 15 分钟。

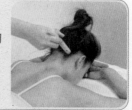

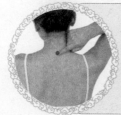

【大椎穴】

● **取穴** 位于后正中线上，第七颈椎棘突下凹陷中。

● **艾灸** 点燃艾灸盒灸治大椎穴 10 ~ 15 分钟，热力要能够深入体内，直达病所。

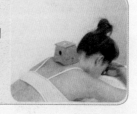

面神经麻痹

——面肌瘫痪口角垂

面神经麻痹也叫面瘫。临床主要表现为患侧面部肌瘫痪，眼裂大，眼睑不能闭合，流泪，鼻唇沟变平坦，口角下垂，流涎，不能皱额蹙眉，额纹消失，鼓腮漏气，示齿困难，部分病人耳或乳突部有疼痛感。中医认为本病多因风寒之邪侵袭面部经络，致使经络阻滞、营卫失调、气血不和、经脉失养所致。

 ## 按摩疗法

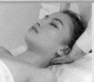

【风池穴】

● **取穴** 位于项部，枕骨之下，与风府相平，胸锁乳突肌与斜方肌上端之间的凹陷处。
● **按摩** 用食指、中指指腹按揉风池穴2分钟。

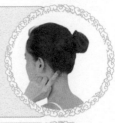

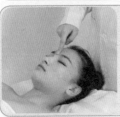

【印堂穴】

● **取穴** 位于额部，两眉头之中间。
● **按摩** 将食指放于印堂穴上，按揉50次。

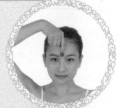

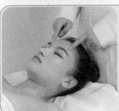

【阳白穴】

● **取穴** 位于前额部，瞳孔直上，眉上1寸处。
● **按摩** 将双手食指指腹放于两侧阳白穴上，按揉3～5分钟。

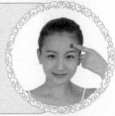

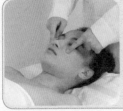

【四白穴】

● **取穴** 位于面部，瞳孔直下，眶下孔凹陷处。
● **按摩** 将双手食指指腹放于四白穴上，按揉3分钟。

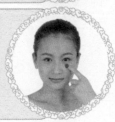

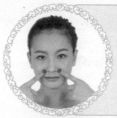

【迎香穴】

● **取穴** 位于鼻翼外缘中点旁，鼻唇沟中。

● **按摩** 用食指指腹点按迎香穴30次，力度轻柔。

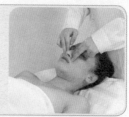

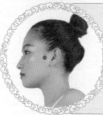

【下关穴】

● **取穴** 位于面部耳前方，颧骨与下颌切迹所形成的凹陷中。

● **按摩** 双手食指与中指紧并，两指指腹放于下关穴上，按揉30～50次。

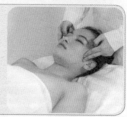

刮痧疗法

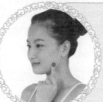

【颊车穴】

● **取穴** 位于面颊部，下颌角前上方约一横指（中指），咀嚼时咬肌隆起、按之凹陷处。

● **刮痧** 用角刮法刮拭颊车穴2～3分钟，以出痧为度。

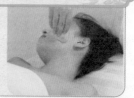

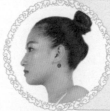

【翳风穴】

● **取穴** 位于耳垂后方，乳突与下颌角之间的凹陷处。

● **刮痧** 用角刮法从耳垂刮向颈后部，刮拭翳风穴30次，力度适中，稍出痧即可。

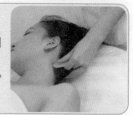

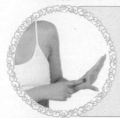

【合谷穴】

● **取穴** 位于手背，第一、第二掌骨间，当第二掌骨桡侧的中点处。

● **刮痧** 用角刮法刮拭合谷穴30次，力度重，以出痧为度。

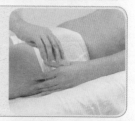

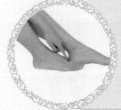

【太冲穴】

● **取穴** 位于足背侧，当第一跖骨间隙的后方凹陷处。

● **刮痧** 用角刮法刮拭太冲穴30次，力度重，以出痧为度。

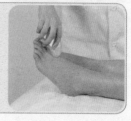

坐骨神经痛

——腰臀疼痛下肢痿

坐骨神经痛指坐骨神经病变，沿坐骨神经通路即腰、臀部、大腿后、小腿后外侧和足外侧发生的疼痛症状群，呈烧灼样或刀刺样疼痛，夜间痛感加重。典型表现为一侧腰部、臀部疼痛，并向大腿后侧、小腿后外侧延展。咳嗽、活动下肢、弯腰、排便时疼痛加重。日久，患侧下肢会出现肌肉萎缩，或出现跛行。

 ## 按摩疗法

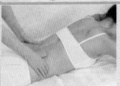

【志室穴】
- **取穴** 位于腰部，当第二腰椎棘突下，旁开3寸。
- **按摩** 用拇指指腹按揉志室穴3～5分钟。

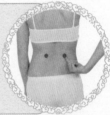

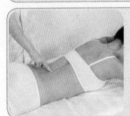

【命门穴】
- **取穴** 位于腰部，当后正中线上，第二腰椎棘突下凹陷中。
- **按摩** 将食指、中指并拢，用两指指腹按压命门穴2分钟，以有酸胀感为宜。

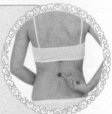

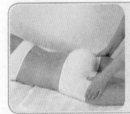

【承扶穴】
- **取穴** 位于大腿后面，臀下横纹的中点。
- **按摩** 用双手拇指指腹按压承扶穴3～5分钟，力度重，以局部有酸胀感为宜。

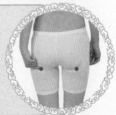

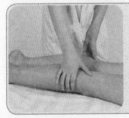

【委中穴】
- **取穴** 位于腘横纹中点，当股二头肌腱与半腱肌肌腱的中间。
- **按摩** 用拇指指尖按压委中穴5分钟，力度由轻渐重。

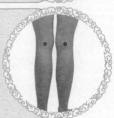

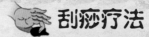
刮痧疗法

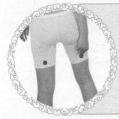

【殷门穴】
- **取穴** 位于大腿后面，承扶与委中的连线上，承扶下6寸。
- **刮痧** 用面刮法从上往下刮拭殷门穴10～15遍，力度适中，以出痧为度。

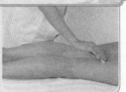

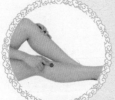

【阳陵泉穴】
- **取穴** 位于小腿外侧，腓骨头前下方凹陷处。
- **刮痧** 用面刮法刮拭阳陵泉30次，以出痧为度。

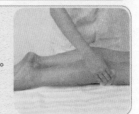

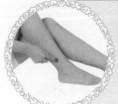

【悬钟穴】
- **取穴** 位于小腿外侧，外踝尖上3寸处，腓骨前缘。
- **刮痧** 用角刮法刮拭悬钟穴30次，力度适中，以局部皮肤潮红发热为度。

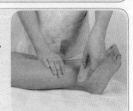

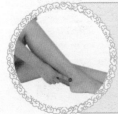

【昆仑穴】
- **取穴** 位于足部外踝后方，外踝尖与跟腱之间的凹陷处。
- **刮痧** 用角刮法刮拭昆仑穴30次，力度适中，以局部潮红发热为度。

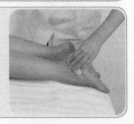

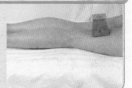
艾灸疗法

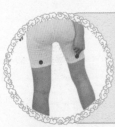

【殷门穴】
- **取穴** 位于大腿后面，承扶与委中的连线上，承扶下6寸。
- **艾灸** 点燃艾灸盒放于殷门穴上，灸治10～15分钟，至局部皮肤潮红为止。

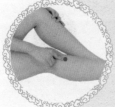

【阳陵泉穴】
- **取穴** 位于小腿外侧，腓骨头前下方凹陷处。
- **艾灸** 用艾条温和灸阳陵泉穴10～15分钟，以施灸部位出现红晕为度。

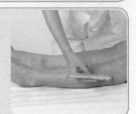

中暑
——头痛头晕又口渴

中暑指长时间在高温和热辐射的作用下，机体出现以体温调节障碍，水、电解质代谢紊乱及神经系统与循环系统障碍为主要表现的急性疾病。主要症状有头痛、头晕、口渴、多汗、发热、恶心、呕吐、胸闷、脉搏细速、血压下降，重症者有头痛剧烈、昏厥、昏迷、痉挛等。

按摩疗法

【百会穴】
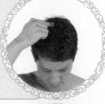
- **取穴** 位于头部，前发际正中直上5寸，或两耳尖连线的中点处。
- **按摩** 将拇指放于百会穴上，适当用力压揉1分钟。

【太阳穴】
- **取穴** 位于颞部，眉梢与目外眦之间，向后约一横指的凹陷处。
- **按摩** 用拇指指腹以顺时针方向按揉太阳穴30次。

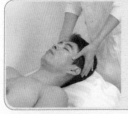

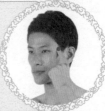

【风池穴】
- **取穴** 位于项部，当枕骨之下，与风府相平，胸锁乳突肌与斜方肌上端之间的凹陷处。
- **按摩** 将双手拇指指尖放于风池穴上，揉掐1~2分钟。

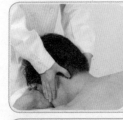

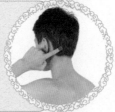

【大椎穴】
- **取穴** 位于后正中线上，第七颈椎棘突下凹陷中。
- **按摩** 将食指和中指并拢放于大椎穴上，用力按揉1~2分钟。

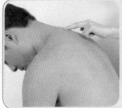

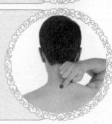

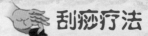

刮痧疗法

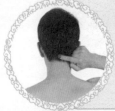

【风府穴】
● **取穴** 位于项部，当后发际正中直上1寸，枕外隆凸直下，两侧斜方肌之间凹陷中。
● **刮痧** 用面刮法刮拭风府穴30次，力度适中，以出痧为度。

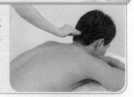

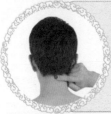

【哑门穴】
● **取穴** 位于项部，当后发际正中直上0.5寸，第一颈椎下。
● **刮痧** 用角刮法刮拭哑门穴30次，由上至下，力度适中，以出痧为度。

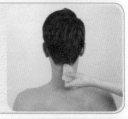

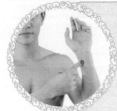

【内关穴】
● **取穴** 位于前臂掌侧，当曲泽与大陵的连线上，腕横纹上2寸，掌长肌腱与桡侧腕屈肌腱之间。
● **刮痧** 用角刮法刮拭内关穴30次，力度微重，以出痧为度。

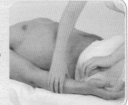

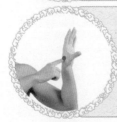

【合谷穴】
● **取穴** 位于手背，第一、第二掌骨间，当第二掌骨桡侧的中点处。
● **刮痧** 用角刮法刮拭合谷穴30次，以潮红发热为度。

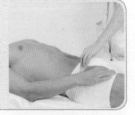

拔罐疗法

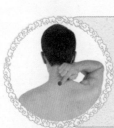

【大椎穴】
● **取穴** 位于后正中线上，第七颈椎棘突下凹陷中。
● **拔罐** 将棉球点燃后，伸入罐内马上抽出，然后迅速将火罐扣在大椎穴上，留罐10分钟。

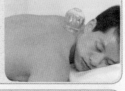

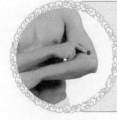

【曲池穴】
● **取穴** 位于肘横纹外侧端，屈肘，当尺泽与肱骨外上髁的连线中点。
● **拔罐** 用拔罐器将气罐吸附在曲池穴上，留罐10分钟。

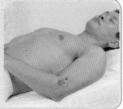

肥胖症
——许多疾病因它起

肥胖是指一定程度的明显超重与脂肪层过厚，是体内脂肪尤其是三酰甘油积聚过多而导致的一种状态。肥胖严重者容易引起高血压病、心血管病、肝脏病变、肿瘤、睡眠呼吸暂停等一系列的问题。本症状是由于食物摄入过多或机体代谢改变而导致体内脂肪积聚过多，造成体重过度增长。

按摩疗法

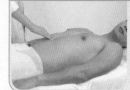

【中脘穴】
● **取穴** 位于上腹部，前正中线上，当脐中上4寸。
● **按摩** 将食指、中指、无名指三指紧并，环形按揉中脘穴，力度适中，按揉3～5分钟。

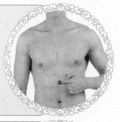

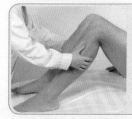

【足三里穴】
● **取穴** 位于小腿前外侧，当犊鼻下3寸，距胫骨前缘一横指（中指）。
● **按摩** 将拇指放于足三里穴上按揉5分钟，以局部有酸胀感为宜。

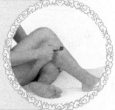

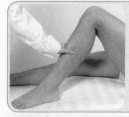

【丰隆穴】
● **取穴** 位于小腿前外侧，当外踝尖上8寸，条口外，距胫骨前缘二横指（中指）。
● **按摩** 将拇指放于丰隆穴上按揉，力度适中，按揉5分钟。

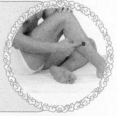

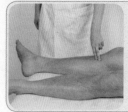

【阴陵泉穴】
● **取穴** 位于小腿内侧，当胫骨内侧髁后下方凹陷处。
● **按摩** 将食指、中指并拢，推按阴陵泉穴3分钟，推按过程中以有酸麻胀痛感为佳。

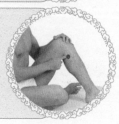

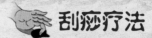
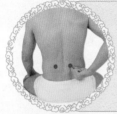

【肾俞穴】

● **取穴** 位于腰部，当第二腰椎棘突下，旁开 1.5 寸。

● **刮痧** 用面刮法刮拭腰部肾俞穴 50 次，力度略重，由上至下，以出痧为度。

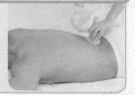

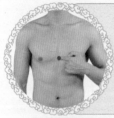

【膻中穴】

● **取穴** 位于胸部，当前正中线上，平第四肋间，两乳头连线的中点。

● **刮痧** 用角刮法刮拭膻中穴，由上至下，力度微重，以出痧为度。

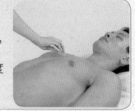

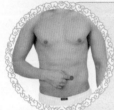

【天枢穴】

● **取穴** 位于腹中部，距脐中 2 寸。

● **刮痧** 用角刮法刮拭天枢穴 30 次，由上至下，力度适中，可不出痧。

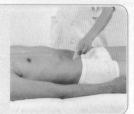

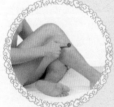

【足三里穴】

● **取穴** 位于小腿前外侧，当犊鼻下 3 寸，距胫骨前缘一横指（中指）。

● **刮痧** 用面刮法刮拭足三里穴 30 次，由上至下，可不出痧。

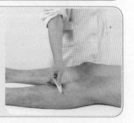

拔罐疗法

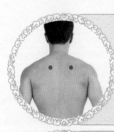

【肺俞穴】

● **取穴** 位于背部，当第三胸椎棘突下，旁开 1.5 寸。

● **拔罐** 将棉球点燃后，伸入罐内马上抽出，然后迅速将火罐扣在肺俞穴上，留罐 10 分钟。

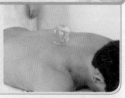

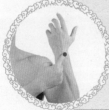

【阳池穴】

● **取穴** 位于腕背横纹中，当指总伸肌腱的尺侧缘凹陷处。

● **拔罐** 用拔罐器将气罐吸附在阳池穴上，留罐 10 分钟。

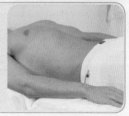

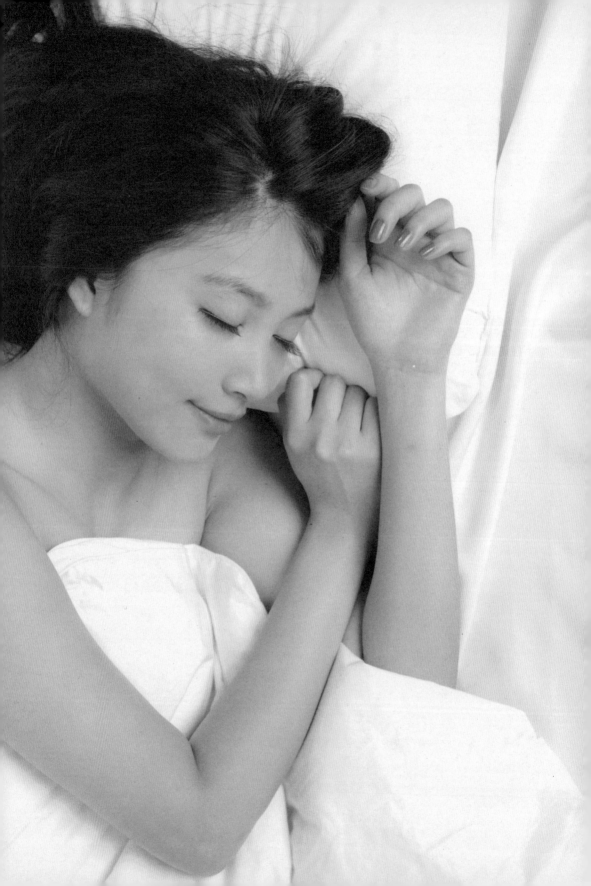

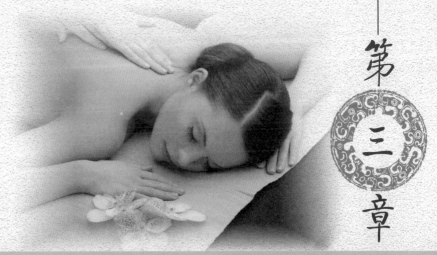

第
三
章

气血足
——妇产科疾病中医理疗法

　　《黄帝内经》认为，"有诸形于内，必形于外"。也
就是说，身体内部的不健康，会从外表显现出来，所以说
颜面反应了一个人全身的健康状况。根据女性的生理特点
及女性的健康标准，我们可以通过按摩、刮痧、拔罐、艾
灸达到舒经活络、益气养血功效，从而达到强身健体、防
治疾病的目的，可谓既省钱又方便。

月经不调

——冲任失调经紊乱

月经是机体由于受垂体前叶及卵巢内分泌激素的调节而呈现的有规律的周期性子宫内膜脱落现象。月经不调是指月经的周期、经色、经量、经质发生了改变。如垂体前叶或卵巢功能异常，就会发生月经不调。中医认为多由肾虚而致冲、任功能失调，或肝热不能藏血、脾虚不能生血等而致本病的发生。

按摩疗法

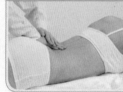

【八髎穴】

● **取穴** 位于骶椎，分别在第一、第二、第三、第四骶后孔中。
● **按摩** 将掌心搓热，双掌相叠按揉八髎穴5分钟。

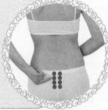

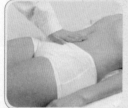

【气海穴】

● **取穴** 位于下腹部，前正中线上，当脐中下1.5寸。
● **按摩** 以气海穴为圆心，单掌以顺时针方向环形摩腹10分钟。

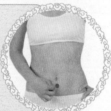

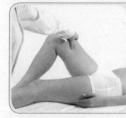

【阴包穴】

● **取穴** 位于大腿内侧，当股骨上髁上4寸，股内肌与缝匠肌之间。
● **按摩** 用拇指与食指、中指相对成钳形用力，揉捏阴包穴5分钟，力度适中。

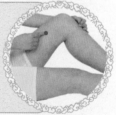

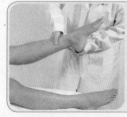

【三阴交穴】

● **取穴** 位于小腿内侧，当足内踝尖上3寸，胫骨内侧缘后方。
● **按摩** 将拇指指尖放于三阴交穴上，微用力压揉3～5分钟。

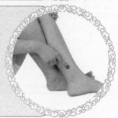

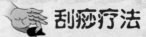

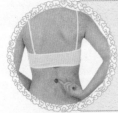

【命门穴】
● **取穴** 位于腰部，当后正中线上，第二腰椎棘突下凹陷中。
● **按摩** 用角刮法刮拭命门穴 1 ~ 3 分钟，力度微重，速度适中，以出痧为度。

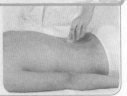

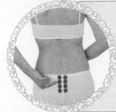

【八髎穴】
● **取穴** 位于骶椎，左右共八个穴位，分别在第一、第二、第三、第四骶后孔中。
● **按摩** 用角刮法刮拭骶部八髎穴 30 次，以皮肤潮红为宜。

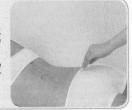

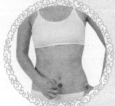

【气海穴】
● **取穴** 位于下腹部，前正中线上，当脐中下1.5寸。
● **按摩** 用面刮法刮拭气海穴 30 次，力度由轻加重，以局部潮红发热为度。

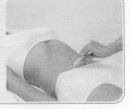

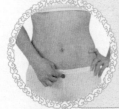

【中极穴】
● **取穴** 位于下腹部，前正中线上，当脐中下4寸。
● **按摩** 用角刮法刮拭中极穴 30 次，以皮肤潮红出痧为度。

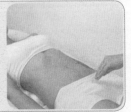

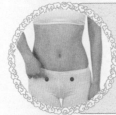

【子宫穴】
● **取穴** 位于下腹部，当脐中下4寸，中极旁开3寸。
● **按摩** 用角刮法刮拭子宫穴 30 次，以皮肤潮红出痧为度。

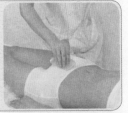

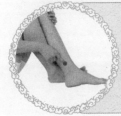

【三阴交穴】
● **取穴** 位于小腿内侧，当足内踝尖上3寸，胫骨内侧缘后方。
● **按摩** 用角刮法刮拭三阴交穴 30 次，以皮肤潮红出痧为度。

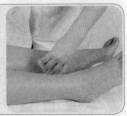

拔罐疗法

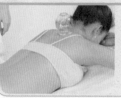

【大椎穴】

- **取穴** 位于后正中线上,第七颈椎棘突下凹陷中。
- **拔罐** 将棉球点燃后,伸入罐内马上抽出,然后迅速将火罐扣在大椎穴上,留罐15分钟。

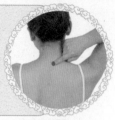

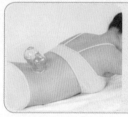

【肾俞穴】

- **取穴** 位于腰部,当第二腰椎棘突下,旁开1.5寸。
- **拔罐** 将棉球点燃后,伸入罐内马上抽出,然后迅速将火罐扣在肾俞穴上,留罐15分钟。

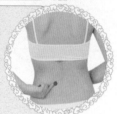

艾灸疗法

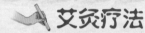

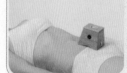

【关元穴】

- **取穴** 位于下腹部,前正中线上,当脐中下3寸。
- **艾灸** 点燃艾灸盒放于关元穴上灸治10分钟,以感到舒适、无灼痛感、皮肤潮红为度。

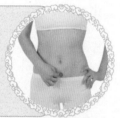

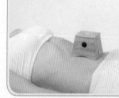

【气海穴】

- **取穴** 位于下腹部,前正中线上,当脐中下1.5寸。
- **艾灸** 点燃艾灸盒放于气海穴上灸治10分钟,以穴位处皮肤潮红、发热为度。

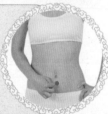

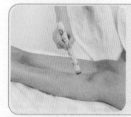

【足三里穴】

- **取穴** 位于小腿前外侧,当犊鼻下3寸,距胫骨前缘一横指(中指)。
- **艾灸** 用艾条温和灸足三里穴5～10分钟。

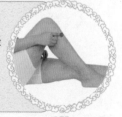

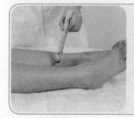

【三阴交穴】

- **取穴** 位于小腿内侧,当足内踝尖上3寸,胫骨内侧缘后方。
- **艾灸** 用艾条温和灸三阴交穴5～10分钟。

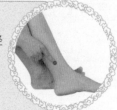

痛经

——经来小腹痛难忍

痛经是指妇女在月经前后或经期，出现下腹部或腰骶部剧烈疼痛，严重时伴有恶心、呕吐、腹泻，甚则昏厥。其发病原因常与精神因素、内分泌及生殖器局部病变有关。中医认为本病多因情志郁结，或经期受寒饮冷，以致瘀血滞于胞宫；或体质素弱、胞脉失养引起疼痛。

 按摩疗法

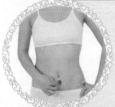

【气海穴】
- **取穴** 位于下腹部，前正中线上，当脐中下1.5寸。
- **按摩** 将手掌紧贴在气海穴上，以顺时针的方向揉动2分钟。

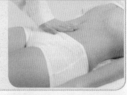

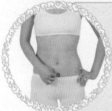

【关元穴】
- **取穴** 位于下腹部，前正中线上，当脐中下3寸。
- **按摩** 手掌紧贴在关元穴上，以顺时针的方向揉动2分钟。

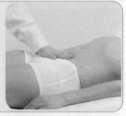

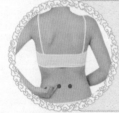

【肾俞穴】
- **取穴** 位于腰部，当第二腰椎棘突下，旁开1.5寸。
- **按摩** 用手掌在肾俞穴上用力向下按压2分钟，以皮肤微微发红、发热为度。

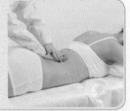

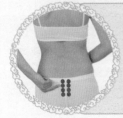

【八髎穴】
- **取穴** 位于骶椎，分别在第一、二、三、四骶后孔中。
- **按摩** 用手掌在骶部八髎穴来回摩擦2分钟，以皮肤微微发红、发热为度。

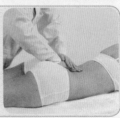

刮痧疗法

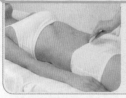

【关元穴】
- **取穴** 位于下腹部，前正中线上，当脐中下3寸。
- **刮痧** 用面刮法自上而下刮拭关元穴30次，以出痧为度。

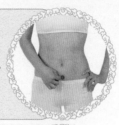

【足三里穴】
- **取穴** 位于小腿前外侧，当犊鼻下3寸，距胫骨前缘一横指（中指）。
- **刮痧** 用角刮法刮拭足三里穴30次，以皮肤潮红出痧为度。

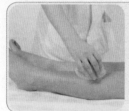
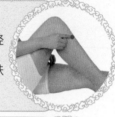

【三阴交穴】
- **取穴** 位于小腿内侧，当足内踝尖上3寸，胫骨内侧缘后方。
- **刮痧** 用角刮法刮拭三阴交穴30次，以皮肤潮红出痧为度。

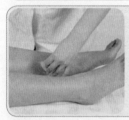
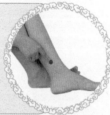

【肾俞穴】
- **取穴** 位于腰部，当第二腰椎棘突下，旁开1.5寸。
- **刮痧** 用角刮法由内向外刮拭背部肾俞穴30次，以出痧为度。

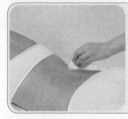
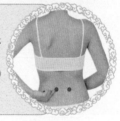

拔罐疗法

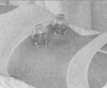

【次髎穴】
- **取穴** 位于骶部，当髂后上棘内下方，适对第二骶后孔处。
- **拔罐** 将棉球点燃后，伸入罐内马上抽出，将火罐迅速扣在次髎穴上，留罐10分钟。

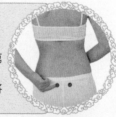

【关元穴】
- **取穴** 位于下腹部，前正中线上，当脐中下3寸。
- **拔罐** 用拔罐器将气罐吸附在关元穴上，留罐10分钟。

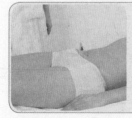
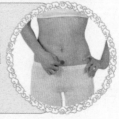

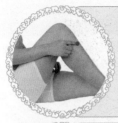

【足三里穴】

- **取穴** 位于小腿前外侧，当犊鼻下3寸，距胫骨前缘一横指（中指）。
- **拔罐** 用拔罐器将气罐吸附在足三里穴上，留罐10分钟。

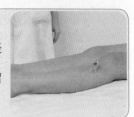

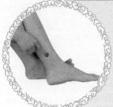

【三阴交穴】

- **取穴** 位于小腿内侧，当足内踝尖上3寸，胫骨内侧缘后方。
- **拔罐** 用拔罐器将气罐吸附在三阴交穴上，留罐10分钟。

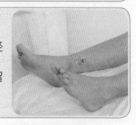

艾灸疗法

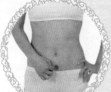

【关元穴】

- **取穴** 位于下腹部，前正中线上，当脐中下3寸。
- **艾灸** 点燃艾灸盒固定在关元穴上，施灸10~15分钟，以出现明显的循经感传现象为佳。

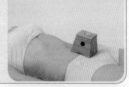

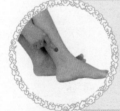

【三阴交穴】

- **取穴** 位于小腿内侧，当足内踝尖上3寸，胫骨内侧缘后方。
- **艾灸** 用艾条悬灸三阴交穴10分钟，以感到舒适、无灼痛感、皮肤潮红为度。

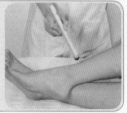

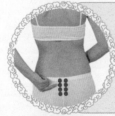

【八髎穴】

- **取穴** 位于骶椎，分别在第一、第二、第三、第四骶后孔中。
- **艾灸** 点燃艾灸盒固定在八髎穴上，施灸15分钟，以达至受灸者能忍受的最大热度为佳。

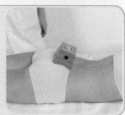

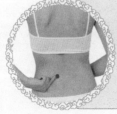

【肾俞穴】

- **取穴** 位于腰部，当第二腰椎棘突下，旁开1.5寸。
- **艾灸** 点燃艾灸盒固定在肾俞穴上，施灸15分钟，热力要能够深入体内，直达病所。

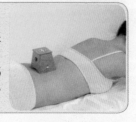

崩漏

——势缓势急出血异

崩漏相当于西医的功能性子宫出血，是指妇女非周期性子宫出血，其发病急骤，暴下如注，大量出血者为"崩"；病势缓，出血量少，淋漓不绝者为"漏"。崩与漏虽出血情况不同，但在发病过程中两者常互相转化，如崩血量渐少，可能转化为漏，漏势发展又可能变为崩，故临床多以"崩漏"并称。

按摩疗法

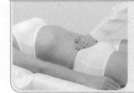

【气海穴】

- **取穴** 位于下腹部，前正中线上，当脐中下1.5寸。
- **按摩** 用大鱼际按压在气海穴上，顺时针按揉3分钟，手法宜轻柔适中。

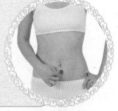

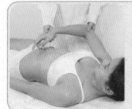

【曲池穴】

- **取穴** 位于肘横纹外侧端，屈肘，当尺泽与肱骨外上髁连线中点。
- **按摩** 用拇指指腹按压在曲池穴上，微用力向下按压，按揉1~3分钟。

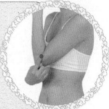

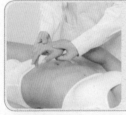

【合谷穴】

- **取穴** 位于手背，第一、二掌骨间，当第二掌骨桡侧的中点处。
- **按摩** 用拇指和食指两相对置于合谷穴处，用掐法掐按合谷穴5~10次。

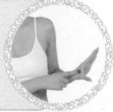

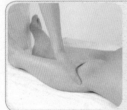

【阳陵泉穴】

- **取穴** 位于小腿外侧，当腓骨头前下方凹陷处。
- **按摩** 用拇指指腹按压阳陵泉穴1分钟。

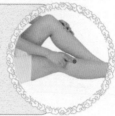

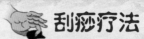

刮痧疗法

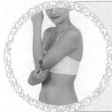

【曲池穴】

- **取穴** 位于肘横纹外侧端，屈肘，当尺泽与肱骨外上髁的连线中点。
- **刮痧** 用角刮法刮拭曲池穴30次，以出痧为度。

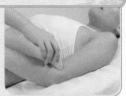

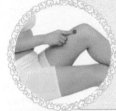

【血海穴】

- **取穴** 屈膝，位于大腿内侧，髌底内侧端上2寸，当股四头肌内侧头的隆起处。
- **刮痧** 用角刮法刮拭血海穴30次，以出痧为度。

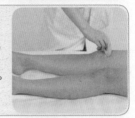

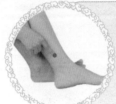

【三阴交穴】

- **取穴** 位于小腿内侧，当足内踝尖上3寸，胫骨内侧缘后方。
- **刮痧** 用面刮法刮拭三阴交穴30次，以出痧为度。

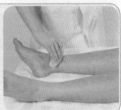

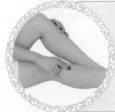

【阳陵泉穴】

- **取穴** 位于小腿外侧，当腓骨头前下方凹陷处。
- **刮痧** 用角刮法刮拭阳陵泉穴30次，以出痧为度。

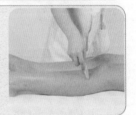

拔罐疗法

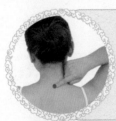

【大椎穴】

- **取穴** 位于后正中线上，第七颈椎棘突下凹陷中。
- **拔罐** 将棉球点燃后，伸入罐内马上抽出，将火罐迅速扣在大椎穴上，留罐10分钟。

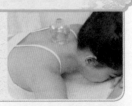

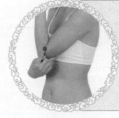

【曲池穴】

- **取穴** 位于肘横纹外侧端，屈肘，当尺泽与肱骨外上髁的连线中点。
- **拔罐** 用拔罐器将气罐吸附在曲池穴上，留罐10分钟。

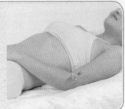

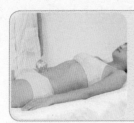

【气海穴】

- **取穴** 位于下腹部，前正中线上，当脐中下1.5寸。
- **拔罐** 用火罐法将火罐扣在气海穴上，留罐10分钟。

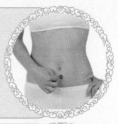

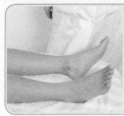

【水泉穴】

- **取穴** 位于足内侧，内踝后下方，当太溪直下1寸（指寸），跟骨结节的内侧凹陷处。
- **拔罐** 用拔罐器将气罐吸附在水泉穴上，留罐10分钟。

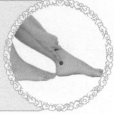

艾灸疗法

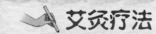

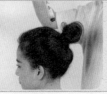

【百会穴】

- **取穴** 位于头部，当前发际正中直上5寸，或两耳尖连线的中点处。
- **艾灸** 用艾条雀啄灸百会穴10分钟，热力要能够深入体内，直达病所。

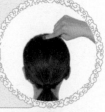

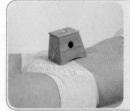

【气海穴】

- **取穴** 位于下腹部，前正中线上，当脐中下1.5寸。
- **艾灸** 点燃艾灸盒固定于气海穴上施灸10～15分钟，以施灸部位出现红晕为度。

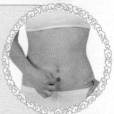

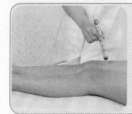

【血海穴】

- **取穴** 屈膝，位于大腿内侧，髌底内侧端上2寸，当股四头肌内侧头的隆起处。
- **艾灸** 用艾条温和灸血海穴10分钟，以皮肤上出现红晕为度。

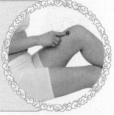

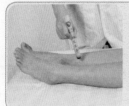

【三阴交穴】

- **取穴** 位于小腿内侧，当足内踝尖上3寸，胫骨内侧缘后方。
- **艾灸** 用艾条温和灸三阴交穴10分钟，以皮肤上出现红晕为度。

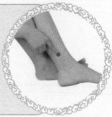

闭经

——功能失调经不来

闭经是指妇女应有月经而超过一定时限仍未来潮者。正常女子一般14岁左右月经来潮，凡超过18岁尚未来潮者，为原发性闭经。月经周期建立后，又停经6个月以上者，为继发性闭经。多为内分泌系统的月经调节功能失常、子宫因素以及全身性疾病所致。

 按摩疗法

【关元穴】

- **取穴** 位于下腹部，前正中线上，当脐中下3寸。
- **按摩** 用食指、中指、无名指指腹在关元穴上用力向下按压，一按一松为1次，共60次。

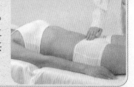

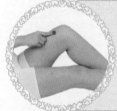

【血海穴】

- **取穴** 屈膝，位于大腿内侧，髌底内侧端上2寸，当股四头肌内侧头的隆起处。
- **按摩** 用拇指指腹按揉血海穴5分钟，以潮红发热为度。

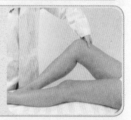

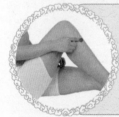

【足三里穴】

- **取穴** 位于小腿前外侧，当犊鼻下3寸，距胫骨前缘一横指（中指）。
- **按摩** 用拇指指腹按揉足三里穴5分钟，以潮红发热为度。

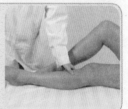

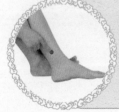

【三阴交穴】

- **取穴** 位于小腿内侧，当足内踝尖上3寸，胫骨内侧缘后方。
- **按摩** 用拇指指腹按压三阴交穴5分钟，以潮红发热为度。

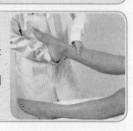

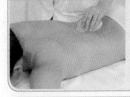 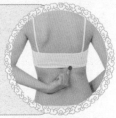

刮痧疗法

【脾俞穴】

● **取穴** 位于背部，当第十一胸椎棘突下，旁开1.5寸。

● **刮痧** 用面刮法自上往下刮拭脾俞穴30次，以出痧为度。

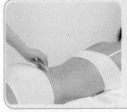 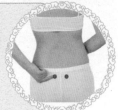

【次髎穴】

● **取穴** 位于骶部，当髂后上棘内下方，适对第二骶后孔处。

● **刮痧** 用面刮法自上往下刮拭次髎穴30次，以出痧为度。

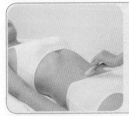 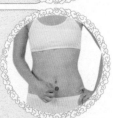

【气海穴】

● **取穴** 位于下腹部，前正中线上，当脐中下1.5寸。

● **刮痧** 用刮痧板厚边棱角面侧刮拭气海穴30次，力度适中，以潮红出痧为度。

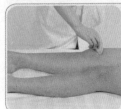 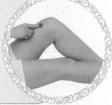

【血海穴】

● **取穴** 屈膝，位于大腿内侧，髌底内侧端上2寸，当股四头肌内侧头的隆起处。

● **刮痧** 用角刮法刮拭血海穴，重复20～30次。

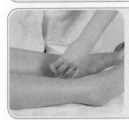 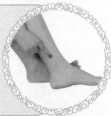

【三阴交穴】

● **取穴** 位于小腿内侧，当足内踝尖上3寸，胫骨内侧缘后方。

● **刮痧** 用角刮法刮拭三阴交穴，连续刮拭30次，力度适中，以出痧为度。

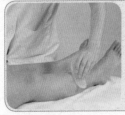 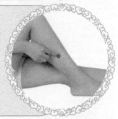

【丰隆穴】

● **取穴** 位于小腿前外侧，当外踝尖上8寸，条口外，距胫骨前缘二横指（中指）。

● **刮痧** 用面刮法刮拭丰隆穴，连续刮拭30次，以出痧为度。

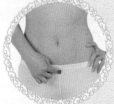

【中极穴】

● **取穴** 位于下腹部，前正中线上，当脐中下4寸。

● **艾灸** 点燃艾灸盒放于中极穴上灸治15分钟，热力要能够深入体内，直达病所。

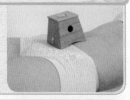

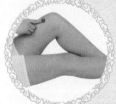

【血海穴】

● **取穴** 位于大腿内侧，髌底内侧端上2寸，当股四头肌内侧头的隆起处。

● **艾灸** 用艾条温和灸血海穴10分钟，以皮肤上出现红晕为度。

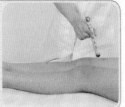

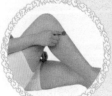

【足三里穴】

● **取穴** 位于小腿前外侧，当犊鼻下3寸，距胫骨前缘一横指（中指）。

● **艾灸** 用艾条温和灸足三里穴10分钟，以皮肤上出现红晕为度。

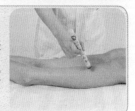

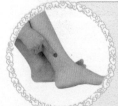

【三阴交穴】

● **取穴** 位于小腿内侧，当足内踝尖上3寸，胫骨内侧缘后方。

● **艾灸** 用艾条温和灸三阴交穴10分钟，以施灸部位出现红晕为度。

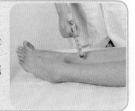

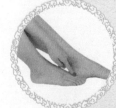

【行间穴】

● **取穴** 位于足背侧，当第一、第二趾间，趾蹼缘的后方赤白肉际处。

● **艾灸** 用艾条温和灸行间穴10分钟，以施灸部位出现红晕为度。

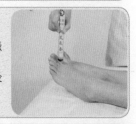

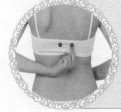

【肝俞穴】

● **取穴** 位于背部，当第九胸椎棘突下，旁开1.5寸。

● **艾灸** 点燃艾灸盒放于肝俞穴上灸治15分钟，以感到舒适、无灼痛感、皮肤潮红为度。

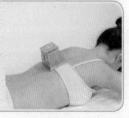

带下病

——湿热气血常为病

带下病指阴道分泌或多或少的白色分泌物，有臭味及异味，色泽异常，常与生殖系统局部炎症、肿瘤或身体虚弱等因素有关。中医学认为本病多因湿热下注或气血亏虚，致带脉失约、冲任失调而成。分为四型：肝火型、脾虚型、湿热型和肾虚型。

按摩疗法

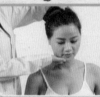

【百会穴】
- **取穴** 位于头部，当前发际正中直上5寸，或两耳尖连线的中点处。
- **按摩** 用拇指指腹轻揉百会穴50次，以有酸胀感为度。

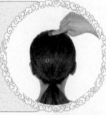

【天枢穴】
- **取穴** 位于腹中部，距脐中2寸。
- **按摩** 用拇指指腹按揉天枢穴2～3分钟，力度适中，以潮红发热为度。

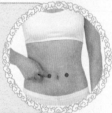

【足三里穴】
- **取穴** 位于小腿前外侧，当犊鼻下3寸，距胫骨前缘一横指(中指)。
- **按摩** 用拇指指腹按揉足三里穴1分钟，以有酸胀感为佳。

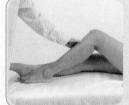

【八髎穴】
- **取穴** 位于骶椎，分别在第一、第二、第三、第四骶后孔中。
- **按摩** 将掌心搓热，用手掌在骶部八髎穴来回摩擦2分钟。

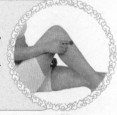

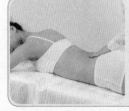

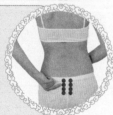

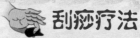
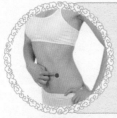

【带脉穴】

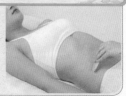

- **取穴** 位于侧腹部，章门下 1.8 寸，当第十一肋骨游离端下方垂线与脐水平线的交点上。
- **刮痧** 用角刮法横刮带脉穴 30 次，以潮红出痧为度。

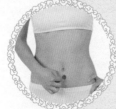

【气海穴】

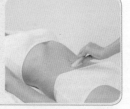

- **取穴** 位于下腹部，前正中线上，当脐中下 1.5 寸。
- **刮痧** 用刮痧板厚边棱角面侧刮拭气海穴 30 次，力度适中，以潮红出痧为度。

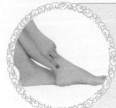

【太溪穴】

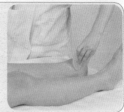

- **取穴** 位于足内侧，内踝后方，当内踝尖与跟腱之间的凹陷处。
- **刮痧** 用角刮法刮拭太溪穴 30 次，刮至潮红出痧为度。

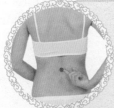

【命门穴】

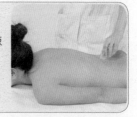

- **取穴** 位于腰部，当后正中线上，第二腰椎棘突下凹陷中。
- **刮痧** 用角刮法自上往下刮拭命门穴 30 次，以潮红出痧为度。

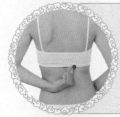

【脾俞穴】

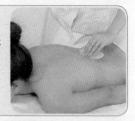

- **取穴** 位于背部，当第十一胸椎棘突下，旁开 1.5 寸。
- **刮痧** 用面刮法自上往下刮拭脾俞穴 30 次，以出痧为度。

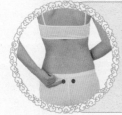

【次髎穴】

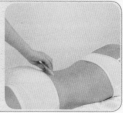

- **取穴** 位于骶部，当髂后上棘内下方，适对第二骶后孔处。
- **刮痧** 用面刮法自上往下刮拭次髎穴 30 次，以出痧为度。

拔罐疗法

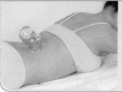

【肾俞穴】
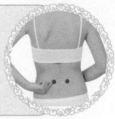

- **取穴** 位于腰部，当第二腰椎棘突下，旁开1.5寸。
- **拔罐** 将棉球点燃后，伸入罐内马上抽出，将火罐扣在肾俞穴上，留罐10分钟。

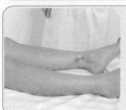

【三阴交穴】
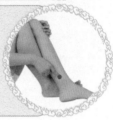

- **取穴** 位于小腿内侧，当足内踝尖上3寸，胫骨内侧缘后方。
- **拔罐** 用拔罐器将气罐吸附在三阴交穴上，留罐10分钟。

艾灸疗法

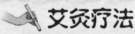

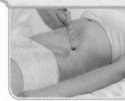

【带脉穴】
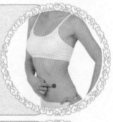

- **取穴** 位于侧腹部，章门下1.8寸，当第十一肋骨游离端下方垂线与脐水平线的交点上。
- **艾灸** 用艾条温和灸带脉穴10分钟，以皮肤上出现红晕为度。

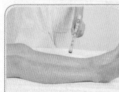

【蠡沟穴】
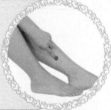

- **取穴** 位于小腿内侧，当足内踝尖上5寸，胫骨内侧面的中央。
- **艾灸** 用艾条温和灸蠡沟穴10～15分钟，以感到舒适、无灼痛感、皮肤潮红为度。

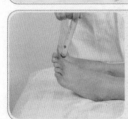

【隐白穴】
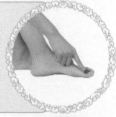

- **取穴** 位于足大趾末节内侧，距趾甲角0.1寸（指寸）。
- **艾灸** 用艾条温和灸隐白穴10～15分钟，以施灸部位出现红晕为度。

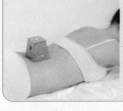

【肾俞穴】
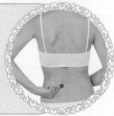

- **取穴** 位于腰部，当第二腰椎棘突下，旁开1.5寸。
- **艾灸** 点燃艾灸盒放于肾俞穴上灸治10～15分钟，热力要能够深入体内，直达病所。

慢性盆腔炎

——腰酸低热疼痛多

慢性盆腔炎指的是女性内生殖器官、周围结缔组织及盆腔腹膜发生的慢性炎症，该病可反复发作，经久不愈。常因为急性炎症治疗不彻底或患者体质差病情迁移所致，临床表现主要有下腹坠痛或腰骶部酸痛、拒按，伴有低热、白带多、经血量多、不孕等。此症较顽固，当机体抵抗力下降时可诱发急性发作。

按摩疗法

【胃俞穴】

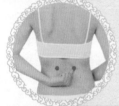

- **取穴** 位于背部，当第十二胸椎棘突下，旁开1.5寸。
- **按摩** 双手握拳，将拳背第二、第三掌指关节放在胃俞穴上，按揉1分钟。

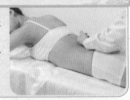

【肾俞穴】

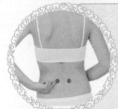

- **取穴** 位于腰部，当第二腰椎棘突下，旁开1.5寸。
- **按摩** 将拇指指腹按在肾俞穴上，其余四指附在腰部，适当用力按揉1分钟。

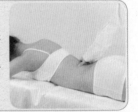

【中脘穴】

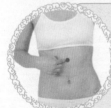

- **取穴** 位于下腹部，前正中线上，当脐中上4寸。
- **按摩** 将食指指腹放在中脘穴上，适当用力按揉1分钟，再环形摩腹3分钟。

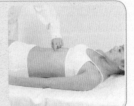

【足三里穴】

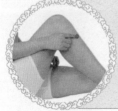

- **取穴** 位于小腿前外侧，当犊鼻下3寸，距胫骨前缘一横指（中指）。
- **按摩** 将拇指指腹放在足三里穴上，适当用力按揉1分钟。

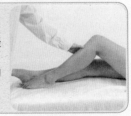

刮痧疗法

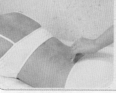

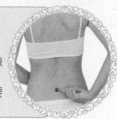

【腰阳关穴】
- **取穴** 位于腰部,当后正中线上,第四腰椎棘突下凹陷中。
- **刮痧** 以刮痧板厚棱角面侧为着力点,重刮腰阳关穴30次,以潮红出痧为度。

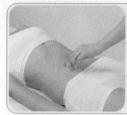

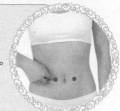

【天枢穴】
- **取穴** 位于腹中部,距脐中2寸。
- **刮痧** 用角刮法刮拭天枢穴30次,以出痧为度。

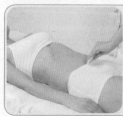

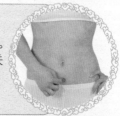

【关元穴】
- **取穴** 位于下腹部,前正中线上,当脐中下3寸。
- **刮痧** 以刮痧板厚棱角面侧为着力点,刮拭关元穴30次,以出痧为度。

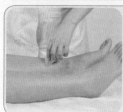

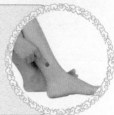

【三阴交穴】
- **取穴** 位于小腿内侧,当足内踝尖上3寸,胫骨内侧缘后方。
- **刮痧** 用角刮法刮拭三阴交穴,连续刮拭30次,力度适中,以出痧为度。

拔罐疗法

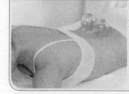

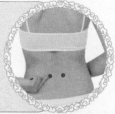

【肾俞穴】
- **取穴** 位于腰部,当第二腰椎棘突下,旁开1.5寸。
- **拔罐** 将棉球点燃后,伸入罐内马上抽出,将火罐扣在肾俞穴上,留罐10分钟。

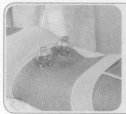

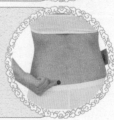

【关元俞穴】
- **取穴** 位于腰部,当第五腰椎棘突下,旁开1.5寸。
- **拔罐** 将棉球点燃后,伸入罐内马上抽出,将火罐扣在关元俞穴上,留罐10分钟。

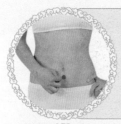

【气海穴】

- **取穴** 位于下腹部，前正中线上，当脐中下1.5寸。
- **拔罐** 用同样的方法将火罐扣在气海穴上，留罐10分钟。

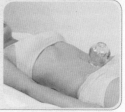

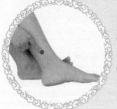

【三阴交穴】

- **取穴** 位于小腿内侧，当足内踝尖上3寸，胫骨内侧缘后方。
- **拔罐** 用拔罐器将气罐吸附在三阴交穴上，留罐10分钟。

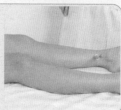

艾灸疗法

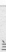

【子宫穴】

- **取穴** 位于下腹部，当脐中下4寸，中极旁开3寸。
- **艾灸** 点燃艾灸盒放于子宫穴上灸治10~15分钟，以感到舒适、无灼痛感、皮肤潮红为度。

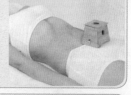

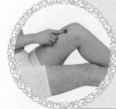

【血海穴】

- **取穴** 屈膝，位于大腿内侧，髌底内侧端上2寸，当股四头肌内侧头的隆起处。
- **艾灸** 用艾条温和灸血海穴10分钟，以皮肤上出现红晕为度。

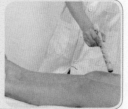

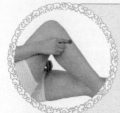

【足三里穴】

- **取穴** 位于小腿前外侧，当犊鼻下3寸，距胫骨前缘一横指（中指）。
- **艾灸** 用艾条温和灸足三里穴10分钟，以皮肤上出现红晕为度。

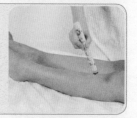

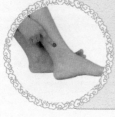

【三阴交穴】

- **取穴** 位于小腿内侧，当足内踝尖上3寸，胫骨内侧缘后方。
- **艾灸** 用艾条温和灸三阴交穴10分钟，以皮肤上出现红晕为度。

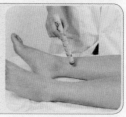

子宫脱垂

——脾虚肾虚脏器脱

子宫脱垂是指子宫从正常位置沿阴道向下移位的病症，大多因支托子宫及盆腔脏器之组织损伤或失去支托力，以及骤然或长期增加腹压所致。常见症状为腹部下坠、腰酸。严重者会出现排尿困难，或尿频、尿潴留、尿失禁及白带多等症状。

按摩疗法

【百会穴】
● **取穴** 位于头部，当前发际正中直上5寸，或两耳尖连线的中点处。
● **按摩** 用拇指按揉头部的百会穴，以顺时针方向按揉100次。

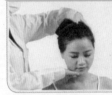
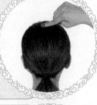

【中极穴】
● **取穴** 位于下腹部，前正中线上，当脐中下4寸。
● **按摩** 用拇指与食指、中指相对成钳形用力，捏住中极穴处肌肉，持续地揉捏10遍。

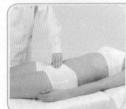
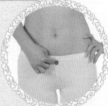

【提托穴】
● **取穴** 位于下腹部，当脐中下3寸，旁开4寸。
● **按摩** 用拇指在提托穴上用力向下按压3分钟。

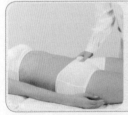
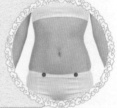

【肾俞穴】
● **取穴** 位于腰部，当第二腰椎棘突下，旁开1.5寸。
● **按摩** 用拇指指腹按在肾俞穴上，以顺时针的方向按揉1分钟。

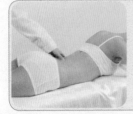
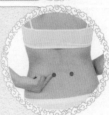

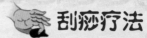

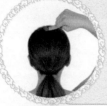

【百会穴】

- **取穴** 位于头部，当前发际正中直上5寸，或两耳尖连线的中点处。
- **刮痧** 用角刮法刮拭百会穴30次，以有酸胀感为度。

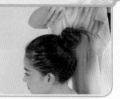

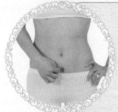

【关元穴】

- **取穴** 位于下腹部，前正中线上，当脐中下3寸。
- **刮痧** 用角刮法刮拭关元穴，由轻渐重，重复20～30次，刮至不再出现新痧为止。

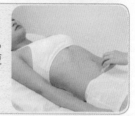

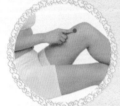

【血海穴】

- **取穴** 屈膝，位于大腿内侧，髌底内侧端上2寸，当股四头肌内侧头的隆起处。
- **刮痧** 用面刮法刮拭血海穴，重复20～30次。

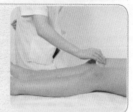

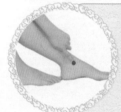

【照海穴】

- **取穴** 位于足内侧，内踝尖下方凹陷处。
- **刮痧** 用角刮法刮拭照海穴，重复20～30次。

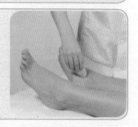

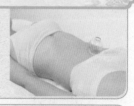 拔罐疗法

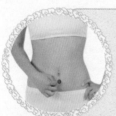

【气海穴】

- **取穴** 位于下腹部，前正中线上，当脐中下1.5寸。
- **拔罐** 将棉球点燃后，伸入罐内马上抽出，将火罐扣在气海穴上，留罐10分钟。

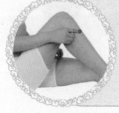

【足三里穴】

- **取穴** 位于小腿前外侧，当犊鼻下3寸，距胫骨前缘一横指（中指）。
- **拔罐** 用拔罐器将气罐吸附在足三里穴上，留罐10分钟。

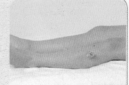

艾灸疗法

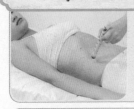

【带脉穴】
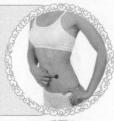
- **取穴** 位于侧腹部，章门下 1.8 寸，当第十一肋骨游离端下方垂线与脐水平线的交点上。
- **艾灸** 用艾条温和灸带脉穴 10 分钟，以皮肤上出现红晕为度。

【阴交穴】
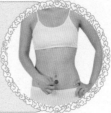
- **取穴** 位于下腹部，前正中线上，当脐中下 1 寸。
- **艾灸** 点燃艾灸盒放于阴交穴上灸治 10 ~ 15 分钟，热力要能够深入体内，直达病所。

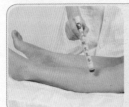

【足三里穴】
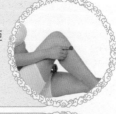
- **取穴** 位于小腿前外侧，当犊鼻下 3 寸，距胫骨前缘一横指（中指）。
- **艾灸** 用艾条温和灸足三里穴 10 分钟。

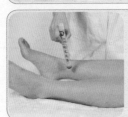

【三阴交穴】
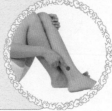
- **取穴** 位于小腿内侧，当足内踝尖上 3 寸，胫骨内侧缘后方。
- **艾灸** 用艾条温和灸三阴交穴 10 分钟，以达至受灸者能忍受的最大热度为佳。

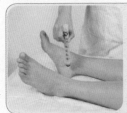

【照海穴】
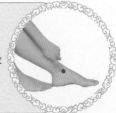
- **取穴** 位于足内侧，内踝尖下方凹陷处。
- **艾灸** 用艾条温和灸照海穴 10 分钟，以施灸部位出现红晕为度。

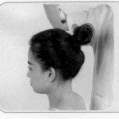

【百会穴】
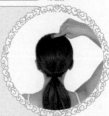
- **取穴** 位于头部，当前发际正中直上 5 寸，或两耳尖连线的中点处。
- **艾灸** 用艾条温和灸百会穴 10 分钟，以感到舒适、无灼痛感、皮肤潮红为度。

产后缺乳

——气血不足乳汁少

产后缺乳是指产后乳汁分泌量少，不能满足婴儿的需要。乳汁的分泌量与乳母的精神状态、情绪和营养状况、休息都是有关联的。中医认为本病多因素体虚弱或产期失血过多，以致气血亏虚、乳汁化源不足，或情志失调、气机不畅、乳汁壅滞不行所致。

按摩疗法

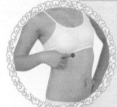

【乳根穴】

- **取穴** 当乳头直下，乳房根部，第五肋间隙，距前正中线4寸。
- **按摩** 将食指、中指并拢，以两指指腹轻轻按揉乳根穴1~3分钟。

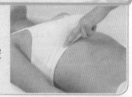

【膻中穴】

- **取穴** 位于胸部，当前正中线上，平第四肋间，两乳头连线的中点。
- **按摩** 用拇指指腹点按膻中穴20~30次。

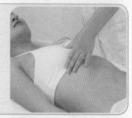

【中脘穴】

- **取穴** 位于上腹部，前正中线上，当脐中上4寸。
- **按摩** 用拇指指腹按揉中脘穴1~3分钟。

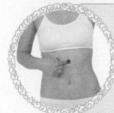

【足三里穴】

- **取穴** 位于小腿前外侧，当犊鼻下3寸，距胫骨前缘一横指（中指）。
- **按摩** 用拇指指腹按揉足三里穴2分钟。

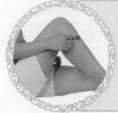

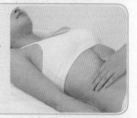

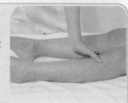

刮痧疗法

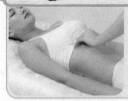

【乳根穴】

- **取穴** 当乳头直下，乳房根部，第五肋间隙，距前正中线 4 寸。
- **刮痧** 用刮痧板边缘刮拭乳根穴 30 次，以局部皮肤出现红色痧痕或有酸胀痛感为佳。

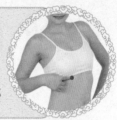

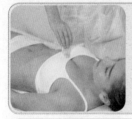

【膻中穴】

- **取穴** 位于胸部，当前正中线上，平第四肋间，两乳头连线的中点。
- **刮痧** 用刮痧板角部刮拭膻中穴，以皮肤潮红、发热为度。

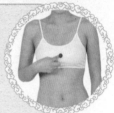

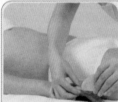

【少泽穴】

- **取穴** 位于手小指末节尺侧，距指甲角 0.1 寸（指寸）。
- **刮痧** 用刮痧板角部刮拭少泽穴 30 次，力度适中，以有酸、麻、胀、痛感为佳。

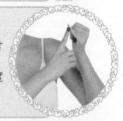

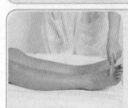

【太冲穴】

- **取穴** 位于足背侧，当第一跖骨间隙的后方凹陷处。
- **刮痧** 用刮痧板角部刮拭太冲穴，以有酸、麻、胀、痛感为佳。

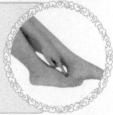

拔罐疗法

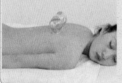

【膏肓俞穴】

- **取穴** 位于背部，当第四胸椎棘突下，旁开 3 寸。
- **拔罐** 将棉球点燃后，伸入罐内马上抽出，然后迅速将火罐扣在膏肓俞穴上，留罐 15 分钟。

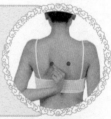

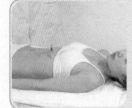

【期门穴】

- **取穴** 位于胸部，当乳头直下，第六肋间隙，前正中线旁开 4 寸。
- **拔罐** 用拔罐器将气罐吸附在期门穴上，留罐 15 分钟。

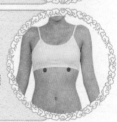

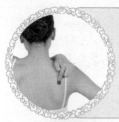

【天宗穴】

● **取穴** 位于肩胛部,当冈下窝中央凹陷处,与第四胸椎相平。

● **拔罐** 将棉球点燃后,伸入罐内马上抽出,然后迅速将火罐扣在天宗穴上,留罐15分钟。

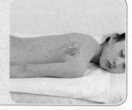

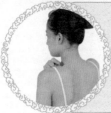

【肩井穴】

● **取穴** 位于肩上,前直乳中,当大椎与肩峰端连线的中点上。

● **拔罐** 将棉球点燃后,伸入罐内马上抽出,然后迅速将火罐扣在肩井穴上,留罐15分钟。

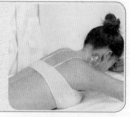

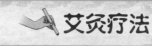

艾灸疗法

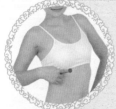

【乳根穴】

● **取穴** 当乳头直下,乳房根部,第五肋间隙,距前正中线4寸。

● **艾灸** 用艾条回旋灸乳根穴15分钟,以感到舒适、无灼痛感、皮肤潮红为度。

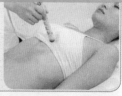

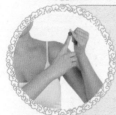

【少泽穴】

● **取穴** 位于手小指末节尺侧,距指甲角0.1寸(指寸)。

● **艾灸** 用艾条温和灸少泽穴10分钟,以出现明显的循经感传为佳。

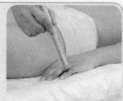

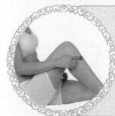

【足三里穴】

● **取穴** 位于小腿前外侧,当犊鼻下3寸,距胫骨前缘一横指。

● **艾灸** 用艾条温和灸足三里穴10分钟,以达至受灸者能忍受的最大热度为佳。

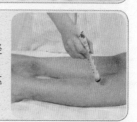

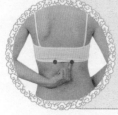

【脾俞穴】

● **取穴** 位于背部,当第十一胸椎棘突下,旁开1.5寸。

● **艾灸** 将艾灸盒放于脾俞穴上灸治10~15分钟,以出现明显循经感传为佳。

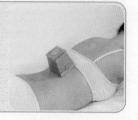

产后腹痛

——腰腹疼痛恶露多

　　产后腹痛是指女性分娩以后出现以下腹部疼痛为主的症状，属于分娩后的一种正常现象，一般疼痛持续 2～3 天，而后自然消失，多则 1 周以内消失。若超过 1 周连续出现腹痛，伴有恶露量增多、有血块、有臭味等，则预示盆腔内有炎症。产后腹痛以小腹部疼痛最为常见。

按摩疗法

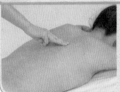

【膈俞穴】

- **取穴** 位于背部，当第七胸椎棘突下，旁开 1.5 寸。
- **按摩** 将食指、中指紧并，分别以顺时针、逆时针方向按揉膈俞穴 50 次。

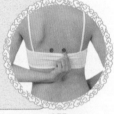

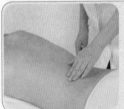

【命门穴】

- **取穴** 位于腰部，当后正中线上，第二腰椎棘突下凹陷中。
- **按摩** 食指、中指、无名指紧并，来回推揉命门穴 3 分钟。

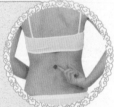

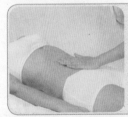

【气海穴】

- **取穴** 位于下腹部，前正中线上，当脐中下 1.5 寸。
- **按摩** 将双手掌心搓热，迅速覆盖在气海穴上来回摩擦 3 分钟。

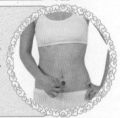

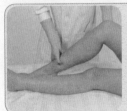

【三阴交穴】

- **取穴** 位于小腿内侧，当足内踝尖上 3 寸，胫骨内侧缘后方。
- **按摩** 将拇指指尖放于三阴交穴上，微用力按揉 3～5 分钟。

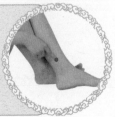

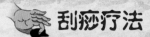

【足三里穴】

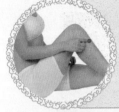

- **取穴** 位于小腿前外侧，当犊鼻下 3 寸，距胫骨前缘一横指（中指）。
- **刮痧** 用刮痧板边缘刮拭足三里穴 30 次，以出痧为度。

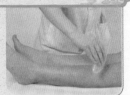

【腰阳关穴】

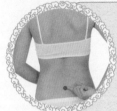

- **取穴** 位于腰部，当后正中线上，第四腰椎棘突下凹陷中。
- **刮痧** 用刮痧板角部刮拭腰阳关穴 30 次。

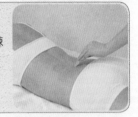

【中极穴】

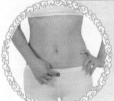

- **取穴** 位于下腹部，前正中线上，当脐中下 4 寸。
- **刮痧** 用刮痧板角部从上往下刮拭中极穴 30 次。

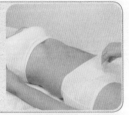

【血海穴】

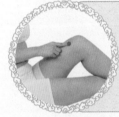

- **取穴** 位于大腿内侧，髌底内侧端上 2 寸，当股四头肌内侧头隆起处。
- **刮痧** 用刮痧板角部刮拭血海穴 30 次，可不出痧。

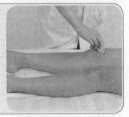

艾灸疗法

【神阙穴】

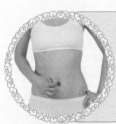

- **取穴** 位于腹中部，脐中央。
- **艾灸** 将艾灸盒放于神阙穴上灸治 10～15 分钟，以出现明显循经感传为佳。

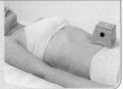

【足三里穴】

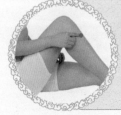

- **取穴** 位于小腿前外侧，当犊鼻下 3 寸，距胫骨前缘一横指（中指）。
- **艾灸** 用艾条温和灸足三里穴 10 分钟，有温热感为宜。

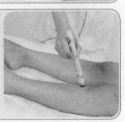

更年期综合征

——肾气衰退神经乱

女性从生育期向老年期过渡期间，因卵巢功能逐渐衰退，导致人体雌激素分泌量减少，从而引起以自主神经功能紊乱、代谢障碍为主的一系列疾病，称更年期综合征。多发于 45 岁以上的女性，其主要临床表现有月经紊乱不规则，伴潮热、心悸、胸闷、烦躁不安、失眠、小便失禁等症状。

按摩疗法

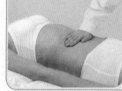

【神阙穴】
- **取穴** 位于腹中部，脐中央。
- **按摩** 将手掌心搓热迅速覆盖在神阙穴上，环形摩擦 30 次，再由上腹向下腹反复推揉 1 分钟，力度由轻渐重。

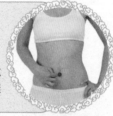

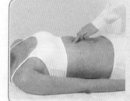

【中脘穴】
- **取穴** 位于上腹部，前正中线上，当脐中上 4 寸。
- **按摩** 用中指指腹稍用力点揉中脘穴 3 分钟。

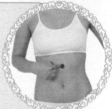

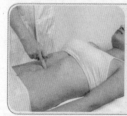

【建里穴】
- **取穴** 位于上腹部，前正中线上，当脐中上 3 寸。
- **按摩** 用中指指腹点揉建里穴 3 分钟，力度由轻渐重。

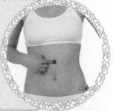

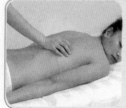

【肝俞穴】
- **取穴** 位于背部，当第九胸椎棘突下，旁开 1.5 寸。
- **按摩** 用手掌根推揉肝俞穴，反复推揉 50 次，至感到局部酸胀为度。

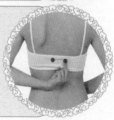

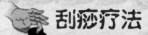 刮痧疗法

【太阳穴】
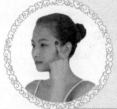
● **取穴** 位于颞部，当眉梢与目外眦之间，向后约一横指的凹陷处。
● **刮痧** 用角刮法轻轻刮拭太阳穴3～5分钟，速度适中。
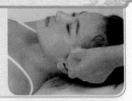

【命门穴】
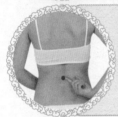
● **取穴** 位于腰部，当后正中线上，第二腰椎棘突下凹陷中。
● **刮痧** 用面刮法刮拭命门穴1～3分钟，力度微重，速度适中，以出痧为度。
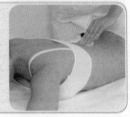

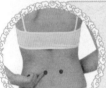 艾灸疗法

【肾俞穴】
● **取穴** 位于腰部，当第二腰椎棘突下，旁开1.5寸。
● **艾灸** 点燃艾灸盒放于肾俞穴上灸治10～15分钟，以感到舒适、无灼痛感、皮肤潮红为度。
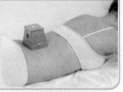

【足三里穴】
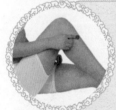
● **取穴** 位于小腿前外侧，当犊鼻下3寸，距胫骨前缘一横指（中指）。
● **艾灸** 用艾条温和灸足三里穴10～15分钟。
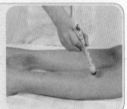

【三阴交穴】
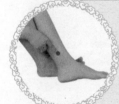
● **取穴** 位于小腿内侧，当足内踝尖上3寸，胫骨内侧缘后方。
● **艾灸** 用艾条温和灸三阴交穴10～15分钟，以施灸部位出现红晕为度。
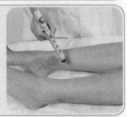

【太溪穴】
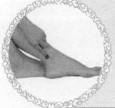
● **取穴** 位于足内侧，内踝后方，当内踝尖与跟腱之间的凹陷处。
● **艾灸** 用艾条温和灸太溪穴10～15分钟，以达至受灸者能忍受的最大热度为佳。
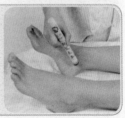

乳腺增生

——乳房疼痛尽早治

乳腺增生是女性最常见的乳房疾病，其发病率占乳腺疾病的首位。乳腺增生症是正常乳腺小叶生理性增生与复旧不全，乳腺正常结构出现紊乱，属于病理性增生，它是既非炎症又非肿瘤的一类病。临床表现为乳房疼痛、乳房肿块及乳房溢液等。本病多认为由内分泌失调，精神、环境因素，服用激素保健品等所致。

刮痧疗法

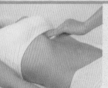

【中脘穴】

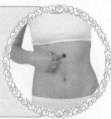

● **取穴** 位于上腹部，前正中线上，当脐中上4寸。
● **按摩** 用角刮法自上而下轻刮中脘穴30次，以出痧为度。

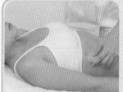

【期门穴】

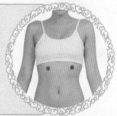

● **取穴** 位于胸部，当乳头直下，第六肋间隙，前正中线旁开4寸。
● **按摩** 用角刮法从内往外刮拭期门穴30次，力度适中，以潮红出痧为度。

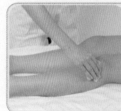

【阳陵泉穴】

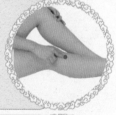

● **取穴** 位于小腿外侧，当腓骨头前下方凹陷处。
● **按摩** 用面刮法自上而下刮拭阳陵泉穴1~3分钟，力度适中，以出痧为度。

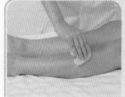

【足三里穴】

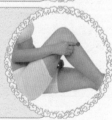

● **取穴** 位于小腿前外侧，当犊鼻下3寸，距胫骨前缘一横指（中指）。
● **按摩** 用角刮法自上而下刮拭足三里穴1~3分钟，以出痧为度。

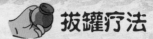

拔罐疗法

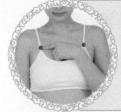

【屋翳穴】

● **取穴** 位于胸部,当第二肋间隙,距前正中线4寸。

● **拔罐** 用拔罐器把气罐吸附在屋翳穴上,留罐10分钟。

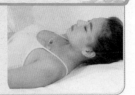

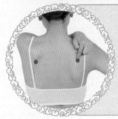

【天宗穴】

● **取穴** 位于肩胛部,当冈下窝中央凹陷处,与第四胸椎相平。

● **拔罐** 点燃棉球后,迅速伸入罐内马上抽出,将火罐扣在天宗穴上,留罐10分钟。

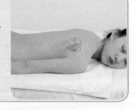

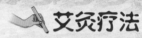

艾灸疗法

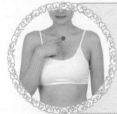

【天突穴】

● **取穴** 位于颈部,当前正中线上,胸骨上窝中央。

● **艾灸** 用艾条温和灸天突穴10分钟,至感觉局部温热舒适而不灼烫为宜。

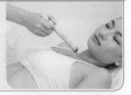

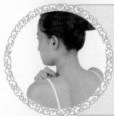

【肩井穴】

● **取穴** 位于肩上,前直乳中,当大椎与肩峰端连线的中点上。

● **艾灸** 用艾条温和灸肩井穴10分钟,以达至受灸者能忍受的最大热度为佳。

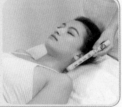

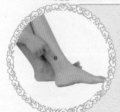

【三阴交穴】

● **取穴** 位于小腿内侧,当足内踝尖上3寸,胫骨内侧缘后方。

● **艾灸** 用艾条温和灸三阴交穴10分钟,以施灸部位出现红晕为度。

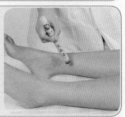

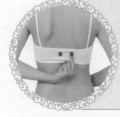

【肝俞穴】

● **取穴** 位于背部,当第九胸椎棘突下,旁开1.5寸。

● **艾灸** 点燃艾灸盒覆盖在肝俞穴上灸治10～15分钟,热力要能够深入体内,直达病所。

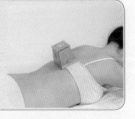

不孕症
——男方无病却无子

不孕症是指夫妇同居而未避孕，经过较长时间不怀孕者。临床上分原发性不孕和继发性不孕两种。同居3年以上未受孕者，称原发性不孕；婚后曾有过妊娠，相距3年以上未受孕者，称继发性不孕。不孕是由很多因素引起的，多由于流产、妇科疾病、压力大和减肥等引起。

 ## 按摩疗法

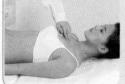
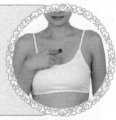

【华盖穴】
- **取穴** 位于胸部，当前正中线上，平第一肋间。
- **按摩** 用食指、中指指腹点按华盖穴3分钟。

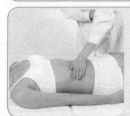
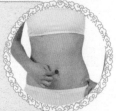

【神阙穴】
- **取穴** 位于腹中部，脐中央。
- **按摩** 用掌心在神阙穴上用力向下按压1分钟，力度适中。

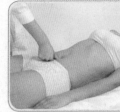
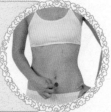

【气海穴】
- **取穴** 位于下腹部，前正中线上，当脐中下1.5寸。
- **按摩** 用拇指指腹附着于气海穴上，以顺时针的方向按揉1分钟，力度适中。

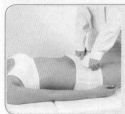
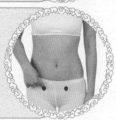

【子宫穴】
- **取穴** 位于下腹部，当脐中下4寸，中极旁开3寸。
- **按摩** 用拇指在子宫穴区域上用力向下压按2分钟。

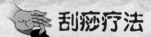
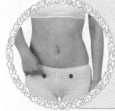

【子宫穴】

- **取穴** 位于下腹部，当脐中下4寸，中极旁开3寸。
- **按摩** 用角刮法刮拭子宫穴，均匀持续而轻柔地旋转20次。

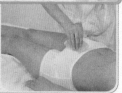

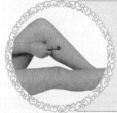

【地机穴】

- **取穴** 位于小腿内侧，当内踝尖与阴陵泉穴的连线上，阴陵泉穴下3寸。
- **按摩** 用面刮法稍用力刮拭地机穴20～30次，以出痧为度。

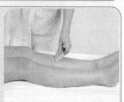

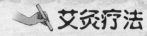 艾灸疗法

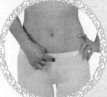

【中极穴】

- **取穴** 位于下腹部，前正中线上，当脐中下4寸。
- **艾灸** 点燃艾灸盒放于中极穴上灸治10～15分钟，热力要能够深入体内，直达病所。

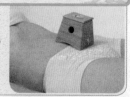

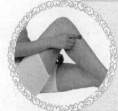

【足三里穴】

- **取穴** 位于小腿前外侧，当犊鼻下3寸，距胫骨前缘一横指（中指）。
- **艾灸** 用艾条回旋灸足三里穴10～15分钟。

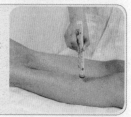

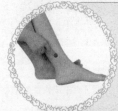

【三阴交穴】

- **取穴** 位于小腿内侧，当足内踝尖上3寸，胫骨内侧缘后方。
- **艾灸** 用艾条回旋灸三阴交穴10～15分钟。

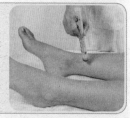

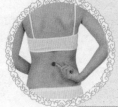

【命门穴】

- **取穴** 位于腰部，当后正中线上，第二腰椎棘突下凹陷中。
- **艾灸** 点燃艾灸盒放于命门穴上灸治10～15分钟，以感到舒适、无灼痛感、皮肤潮红为度。

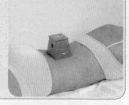

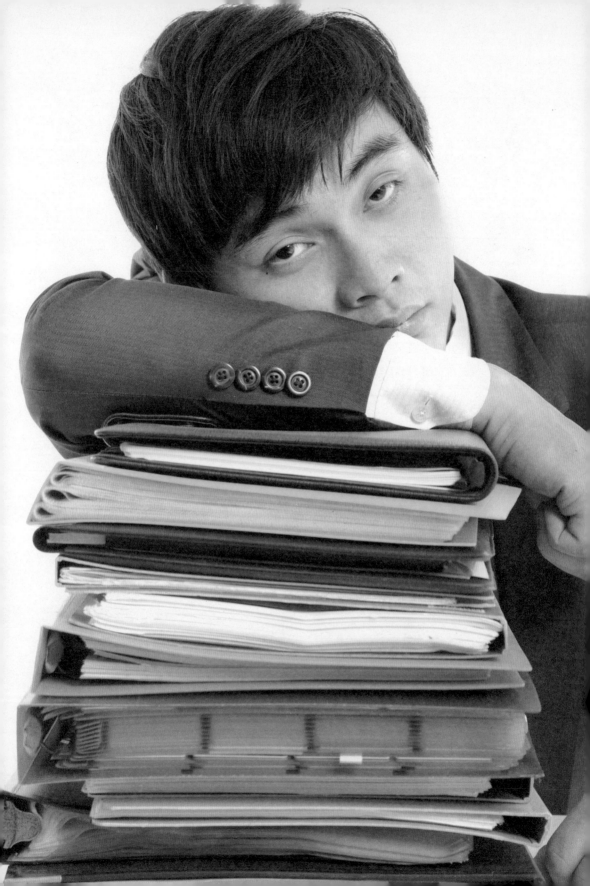

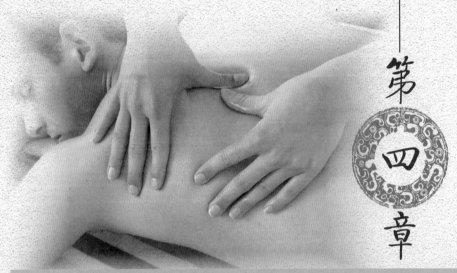

第四章

肾气固
——男科疾病中医理疗法

受生活和工作、环境等的影响，泌尿生殖系统疾病目前已成为威胁男性健康的主要疾病之一，而且不少患者久治不愈，反复发作。泌尿系统和生殖系统是有紧密联系的，一个器官有病变可能对整个系统都会有影响。泌尿生殖系统发生病变，会出现尿急、尿痛、尿频、排尿困难、血尿、水肿、食欲不振等，有的还会影响生育，导致不育。

慢性肾炎

——血尿水肿身乏力

　　慢性肾炎是一种以慢性肾小球病变为主的肾小球疾病。此病潜伏时间长，病情发展缓慢，它可发生于任何年龄，但以青、中年男性为主，病程长达1年以上。慢性肾炎的症状各异，大部分患者有明显血尿、水肿、高血压症状，并有全身乏力、纳差、腹胀、贫血等病症。

按摩疗法

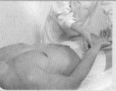

【神门穴】
- **取穴** 位于腕部，腕掌横纹尺侧端，尺侧腕屈肌腱的桡侧凹陷处。
- **按摩** 将拇指指腹放于神门穴上，按揉3分钟。

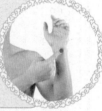

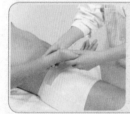

【内关穴】
- **取穴** 位于前臂掌侧，当曲泽与大陵的连线上，腕横纹上2寸，掌长肌腱与桡侧腕屈肌腱之间。
- **按摩** 将拇指指腹放于内关穴上，由轻渐重按揉1～2分钟。

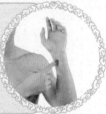

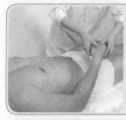

【合谷穴】
- **取穴** 位于手背，第一、第二掌骨间，当第二掌骨桡侧的中点处。
- **按摩** 拇指与食指相对成钳形，由轻渐重地掐揉合谷穴5分钟。

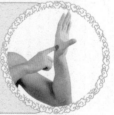

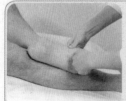

【涌泉穴】
- **取穴** 位于足底部，约当足底第二、第三趾趾缝纹头端与足跟连线的前1/3与后2/3交点上。
- **按摩** 用食指第二关节顶按涌泉穴3～5分钟。

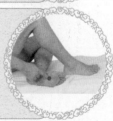

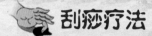 **刮痧疗法**

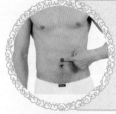

【水分穴】

- **取穴** 位于上腹部,前正中线上,当脐中上1寸。
- **刮痧** 用角刮法刮拭水分穴30次,力度适中,稍出痧即可。

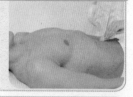

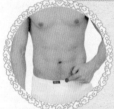

【大赫穴】

- **取穴** 位于下腹部,当脐中下4寸,前正中线旁开0.5寸。
- **刮痧** 用角刮法刮拭大赫穴30次,力度微重,以出痧为度。

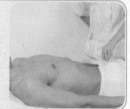

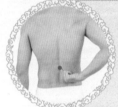

【命门穴】

- **取穴** 位于腰部,当后正中线上,第二腰椎棘突下凹陷中。
- **刮痧** 用角刮法刮拭命门穴30次,力度轻柔,以皮肤潮红为度。

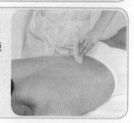

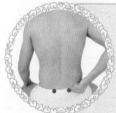

【膀胱俞穴】

- **取穴** 位于骶部,当骶正中嵴旁开1.5寸,平第二骶后孔。
- **刮痧** 用角刮法刮拭膀胱俞穴30次,以出痧为度。

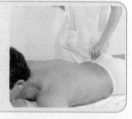

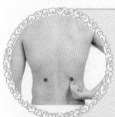

拔罐疗法

【胃仓穴】

- **取穴** 位于背部,当第十二胸椎棘突下,旁开3寸。
- **拔罐** 将棉球点燃后,伸入罐内马上抽出,然后迅速将火罐扣在胃仓穴上,留罐10分钟。

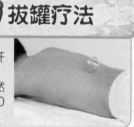

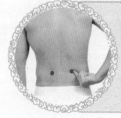

【志室穴】

- **取穴** 位于腰部,当第二腰椎棘突下,旁开3寸。
- **拔罐** 将棉球点燃后,伸入罐内马上抽出,然后迅速将火罐扣在志室穴上,留罐10分钟。

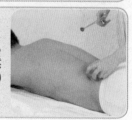

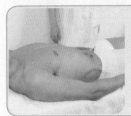

【大横穴】

- **取穴** 位于腹中部，距脐中4寸。
- **拔罐** 用拔罐器将气罐吸附在大横穴上，留罐10分钟，以局部皮肤潮红为度。

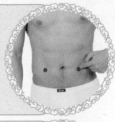

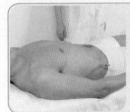

【京门穴】

- **取穴** 位于侧腰部，当第十二肋骨游离端的下方。
- **拔罐** 用拔罐器将气罐吸附在京门穴上，留罐10分钟，以局部皮肤潮红为度。

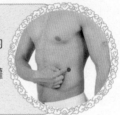

艾灸疗法

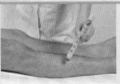

【丰隆穴】

- **取穴** 位于小腿前外侧，当外踝尖上8寸，条口外，距胫骨前缘二横指（中指）。
- **艾灸** 用艾条回旋灸丰隆穴10～15分钟。

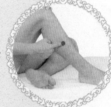

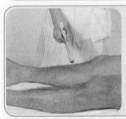

【阴陵泉穴】

- **取穴** 位于小腿内侧，当胫骨内侧髁后下方凹陷处。
- **艾灸** 用艾条温和灸阴陵泉穴10～15分钟，以出现明显的循经感传现象为佳。

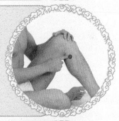

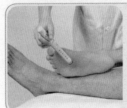

【涌泉穴】

- **取穴** 位于足底部，约当足底第二、第三趾趾缝纹头端与足跟连线的前1/3与后2/3交点上。
- **艾灸** 用艾条温和灸涌泉穴10～15分钟，有温热感为宜。

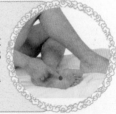

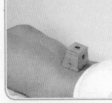

【肾俞穴】

- **取穴** 位于腰部，当第二腰椎棘突下，旁开1.5寸。
- **艾灸** 点燃艾灸盒放于肾俞穴上灸治10～15分钟，至感觉局部温热舒适而不灼烫为宜。

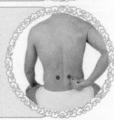

前列腺炎

——尿频尿急尿不尽

前列腺炎是现在成年男性常见病之一，是由多种复杂原因和诱因引起的前列腺的炎症。前列腺炎的临床表现具有多样化，以尿道刺激症状和慢性盆腔疼痛为其主要表现。其中尿道症状为尿急、尿频、排尿时有烧灼感、排尿疼痛，可伴有排尿终末血尿或尿道脓性分泌物等。

 按摩疗法

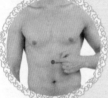

【中脘穴】

● **取穴** 位于上腹部，前正中线上，当脐中上4寸。
● **按摩** 半握拳，拇指伸直，将拇指放在中脘穴上，适当用力按揉1分钟。

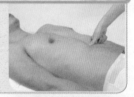

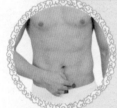

【水道穴】

● **取穴** 位于下腹部，当脐中下3寸，距前正中线2寸。
● **按摩** 将食指、中指合拢，用两指的指腹点按水道穴1~3分钟。

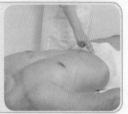

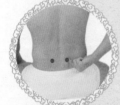

【大肠俞穴】

● **取穴** 位于腰部，当第四腰椎棘突下，旁开1.5寸。
● **按摩** 用手掌根部的力度按揉大肠俞穴，至局部红热为度。

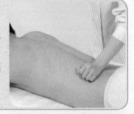

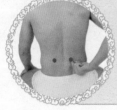

【肾俞穴】

● **取穴** 位于腰部，当第二腰椎棘突下，旁开1.5寸。
● **按摩** 用双手拇指指腹按揉肾俞穴1~3分钟。

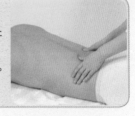

刮痧疗法

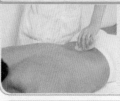

【命门穴】
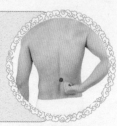

● **取穴** 位于腰部，当后正中线上，第二腰椎棘突下凹陷中。

● **刮痧** 用角刮法刮拭命门穴30次，力度由轻渐重，以皮肤潮红、发热为度。

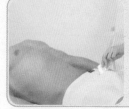

【中极穴】
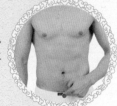

● **取穴** 位于下腹部，前正中线上，当脐中下4寸。

● **刮痧** 用刮痧板角部刮拭中极穴30次，由上至下，力度适中，以皮肤潮红为度。

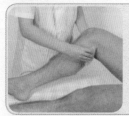

【曲泉穴】
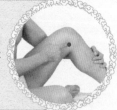

● **取穴** 位于膝关节内侧面横纹内侧端，股骨内侧髁的后缘，半腱肌、半膜肌止端前缘凹陷处。

● **刮痧** 用角刮法轻柔刮拭曲泉穴10～15遍，以出痧为度。

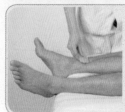

【三阴交穴】
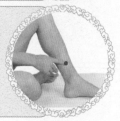

● **取穴** 位于小腿内侧，当足内踝尖上3寸，胫骨内侧缘后方。

● **刮痧** 用角刮法稍用力刮拭三阴交穴10～15遍，以局部潮红出痧为度。

拔罐疗法

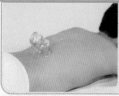

【肾俞穴】
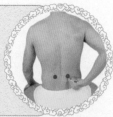

● **取穴** 位于腰部，当第二腰椎棘突下，旁开1.5寸。

● **拔罐** 将棉球点燃后，伸入罐内马上抽出，然后迅速将火罐扣在肾俞穴上，留罐15分钟。

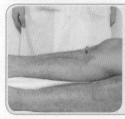

【阴陵泉穴】
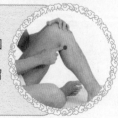

● **取穴** 位于小腿内侧，当胫骨内侧髁后下方凹陷处。

● **拔罐** 用拔罐器将气罐吸附在阴陵泉穴上，留罐15分钟。

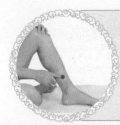

【三阴交穴】
- **取穴** 位于小腿内侧，当足内踝尖上3寸，胫骨内侧缘后方。
- **拔罐** 用拔罐器将气罐吸附在三阴交穴上，留罐15分钟。

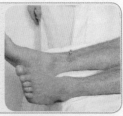

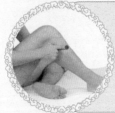

【足三里穴】
- **取穴** 位于小腿前外侧，当犊鼻下3寸，距胫骨前缘一横指（中指）。
- **拔罐** 用拔罐器将气罐吸附在足三里穴上，留罐15分钟。

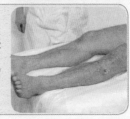

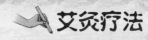
艾灸疗法

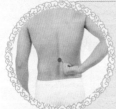

【命门穴】
- **取穴** 位于腰部，当后正中线上，第二腰椎棘突下凹陷中。
- **艾灸** 点燃艾灸盒放于命门穴上灸治10～15分钟，至感觉局部温热舒适而不灼烫为宜。

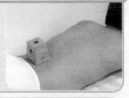

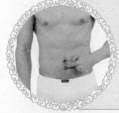

【气海穴】
- **取穴** 位于下腹部，前正中线上，当脐中下1.5寸。
- **艾灸** 点燃艾灸盒放于气海穴上灸治10～15分钟，至感觉局部温热舒适而不灼烫为宜。

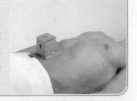

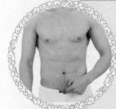

【中极穴】
- **取穴** 位于下腹部，前正中线上，当脐中下4寸。
- **艾灸** 点燃艾灸盒放于中极穴上灸治10～15分钟，至感觉局部温热舒适而不灼烫为宜。

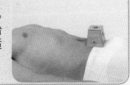

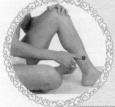

【三阴交穴】
- **取穴** 位于小腿内侧，当足内踝尖上3寸，胫骨内侧缘后方。
- **艾灸** 用艾条温和灸三阴交穴10～15分钟，以出现明显的循经感传现象为佳。

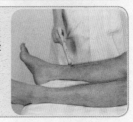

膀胱炎

——尿频尿急尿血痛

膀胱炎是泌尿系统最常见的疾病。膀胱炎大多是由于细菌感染所引起，过于劳累、受凉、长时间憋尿、性生活不洁也容易发病。初起表现症状轻微，仅有膀胱刺激症状，如尿频、尿急、尿痛、脓尿、血尿等，经治疗，病情会很快痊愈。膀胱炎分为急性与慢性两种，两者可互相转化。

按摩疗法

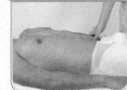

【气海穴】
● **取穴** 位于下腹部，前正中线上，当脐中下1.5寸。
● **按摩** 用拇指指腹点按气海穴1～2分钟，以潮红发热为度。

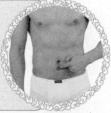

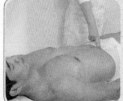

【关元穴】
● **取穴** 位于下腹部，前正中线上，当脐中下3寸。
● **按摩** 用食指和中指按揉关元穴1～2分钟，以潮红发热为度。

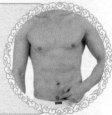

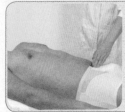

【中极穴】
● **取穴** 位于下腹部，前正中线上，当脐中下4寸。
● **按摩** 将食指、中指、无名指并拢，用指腹按揉中极穴1～2分钟，以潮红发热为度。

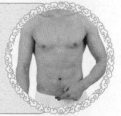

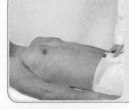

【曲骨穴】
● **取穴** 位于下腹部，前正中线上，耻骨联合上缘的中点处。
● **按摩** 将拇指指腹放在曲骨穴上，按揉1～2分钟，以潮红发热为度，再用双手掌横擦3分钟。

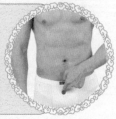

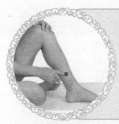

【三阴交穴】

- **取穴** 位于小腿内侧，当足内踝尖上3寸，胫骨内侧缘后方。
- **按摩** 将食指、中指并拢，用两指指腹按揉三阴交2分钟。

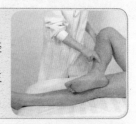

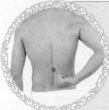

【命门穴】

- **取穴** 位于腰部，当后正中线上，第二腰椎棘突下凹陷中。
- **按摩** 用拇指指腹按揉命门穴1~2分钟，以潮红发热为度。

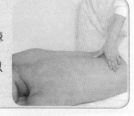

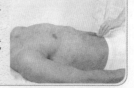

刮痧疗法

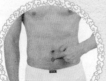

【气海穴】

- **取穴** 位于下腹部，前正中线上，当脐中下1.5寸。
- **刮痧** 用面刮法刮拭气海穴，力度微重，刮拭15次，以潮红发热为度。

【中极穴】

- **取穴** 位于下腹部，前正中线上，当脐中下4寸。
- **刮痧** 用角刮法刮拭中极穴，力度微重，刮拭15次，以潮红发热为度。

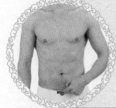

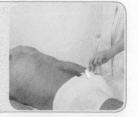

【水道穴】

- **取穴** 位于下腹部，当脐中下3寸，前正中线旁开2寸。
- **刮痧** 用角刮法刮拭水道穴30次，由上到下，可不出痧。

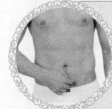

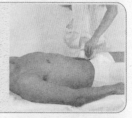

【归来穴】

- **取穴** 位于下腹部，当脐中下4寸，前正中线旁开2寸。
- **刮痧** 用角刮法刮拭归来穴30次，由上到下，可不出痧。

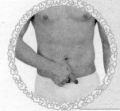

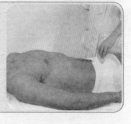

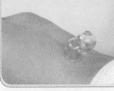

拔罐疗法

【三焦俞穴】
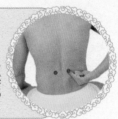

- **取穴** 位于腰部,当第一腰椎棘突下,旁开1.5寸。
- **拔罐** 将棉球点燃后,伸入罐内马上抽出,然后迅速将火罐扣在三焦俞穴上,留罐15分钟。

【昆仑穴】
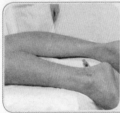
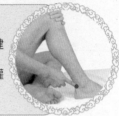

- **取穴** 位于足部外踝后方,当外踝尖与跟腱之间的凹陷处。
- **拔罐** 用拔罐器将气罐吸附在昆仑穴上,留罐15分钟。

艾灸疗法

【中极穴】
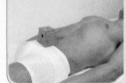
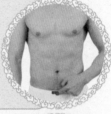

- **取穴** 位于下腹部,前正中线上,当脐中下4寸。
- **艾灸** 点燃艾灸盒放于中极穴上灸治10～15分钟,至感觉局部温热舒适而不灼烫为宜。

【关元穴】
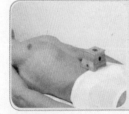
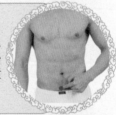

- **取穴** 位于下腹部,前正中线上,当脐中下3寸。
- **艾灸** 点燃艾灸盒放于关元穴上灸治10～15分钟,至感觉局部温热舒适而不灼烫为宜。

【大肠俞穴】
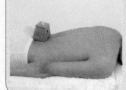
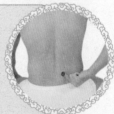

- **取穴** 位于腰部,当第四腰椎棘突下,旁开1.5寸。
- **艾灸** 点燃艾灸盒放于大肠俞穴上灸治10～15分钟,以受灸者能忍受的最大热度为佳。

【次髎穴】

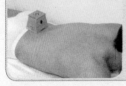
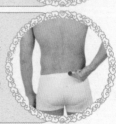

- **取穴** 位于骶部,当髂后上棘内下方,适对第二骶后孔处。
- **艾灸** 点燃艾灸盒放于次髎穴上灸治10～15分钟,以施灸部位出现红晕为度。

尿道炎

——尿频尿急尿困难

尿道炎是由于尿道损伤、尿道内异物、尿道梗阻、邻近器官出现严重炎症或性生活不洁等原因引起的尿道细菌感染。患有尿道炎的人常会有尿频、尿急、排尿时有烧灼感以至排尿困难症状，而且有的还有较多尿道分泌物，开始为黏液性，逐渐变为脓性。

 按摩疗法

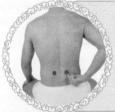

【肾俞穴】
- **取穴** 位于腰部，当第二腰椎棘突下，旁开1.5寸。
- **按摩** 用双手食指指腹揉搓肾俞穴，至感到酸胀为宜。

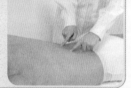

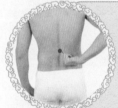

【命门穴】
- **取穴** 位于腰部，当后正中线上，第二腰椎棘突下凹陷中。
- **按摩** 将食指、中指紧并，用手指指腹点按命门穴3～5分钟，以有酸胀感为宜。

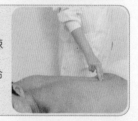

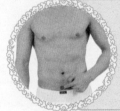

【关元穴】
- **取穴** 位于下腹部，前正中线上，当脐中下3寸。
- **按摩** 将食指、中指、无名指紧并，用手指指腹按揉关元穴15次，力度适中。

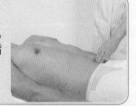

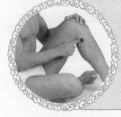

【阴陵泉穴】
- **取穴** 位于小腿内侧，当胫骨内侧髁后下方凹陷处。
- **按摩** 将食指、中指并拢，推按阴陵泉穴3分钟，推按过程中以有酸胀感为佳。

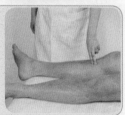

刮痧疗法

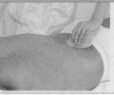

【肾俞穴】

- **取穴** 位于腰部，当第二腰椎棘突下，旁开1.5寸。
- **刮痧** 用面刮法用力刮拭肾俞穴10～15遍，以出痧为度。

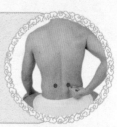

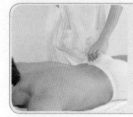

【膀胱俞穴】

- **取穴** 位于骶部，当骶正中嵴旁开1.5寸，平第二骶后孔。
- **刮痧** 用角刮法刮拭膀胱俞穴10～15遍，以出痧为度。

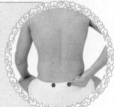

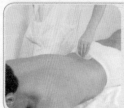

【次髎穴】

- **取穴** 位于骶部，当髂后上棘内下方，适对第二骶后孔处。
- **刮痧** 用面刮法刮拭次髎穴10～15遍，以出痧为度。

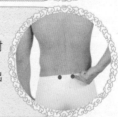

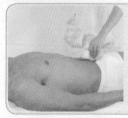

【水道穴】

- **取穴** 位于下腹部，当脐中下3寸，距前正中线2寸。
- **刮痧** 以刮痧板厚棱角为着力点，刮拭水道穴，由上至下刮30次，可不出痧。

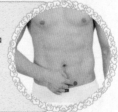

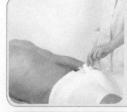

【中极穴】

- **取穴** 位于下腹部，前正中线上，当脐中下4寸。
- **刮痧** 以刮痧板厚棱角为着力点刮拭中极穴，由上至下刮30次，可不出痧。

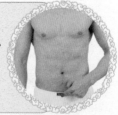

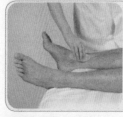

【三阴交穴】

- **取穴** 位于小腿内侧，当足内踝尖上3寸，胫骨内侧缘后方。
- **刮痧** 用面刮法重刮三阴交穴30次，以出痧为度。

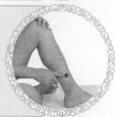

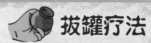

拔罐疗法

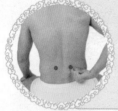

【肾俞穴】
● **取穴** 位于腰部，当第二腰椎棘突下，旁开1.5寸。
● **拔罐** 将棉球点燃后，伸入罐内马上抽出，然后迅速将火罐扣在肾俞穴上，留罐10分钟。

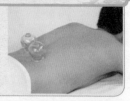

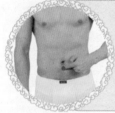

【气海穴】
● **取穴** 位于下腹部，前正中线上，当脐中下1.5寸。
● **拔罐** 用同样的方法将火罐扣在气海穴上，留罐10分钟。

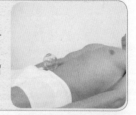

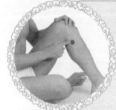

【阴陵泉穴】
● **取穴** 位于小腿内侧，当胫骨内侧髁后下方凹陷处。
● **拔罐** 用拔罐器将气罐吸附在阴陵泉穴上，留罐10分钟。

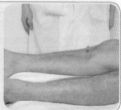

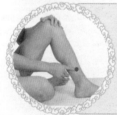

【三阴交穴】
● **取穴** 位于小腿内侧，当足内踝尖上3寸，胫骨内侧缘后方。
● **拔罐** 用拔罐器将气罐吸附在三阴交穴上，留罐10分钟。

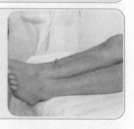

艾灸疗法

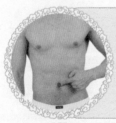

【神阙穴】
● **取穴** 位于腹中部，脐中央。
● **艾灸** 点燃艾灸盒放于神阙穴上灸治10～15分钟，至感觉局部温热舒适而不灼烫为宜。

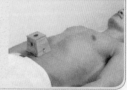

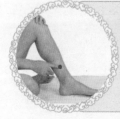

【三阴交穴】
● **取穴** 位于小腿内侧，当足内踝尖上3寸，胫骨内侧缘后方。
● **艾灸** 用艾条温和灸三阴交穴10～15分钟，以出现明显的循经感传现象为佳。

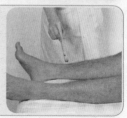

阳痿

——肾阳亏虚勃起难

阳痿即勃起功能障碍，是指在企图性交时，阴茎勃起硬度不足以插入阴道，或阴茎勃起硬度维持时间不足以完成满意的性生活。男性勃起是一个复杂的过程，与大脑、激素、情感、神经、肌肉和血管等都有关联。前面一个或多个原因都有可能导致男性勃起功能障碍。

 ## 按摩疗法

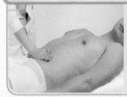

【神阙穴】
- **取穴** 位于腹中部，脐中央。
- **按摩** 用掌根按揉神阙穴，以脐下有温热感为度，手法宜柔和深沉，时间约为5分钟。

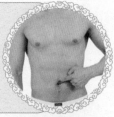

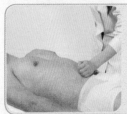

【气海穴】
- **取穴** 位于下腹部，前正中线上，当脐中下1.5寸。
- **按摩** 用手掌鱼际按揉气海穴2分钟，力度适中。

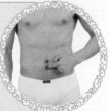

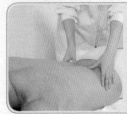

【肾俞穴】
- **取穴** 位于腰部，当第二腰椎棘突下，旁开1.5寸。
- **按摩** 用双手拇指指腹按揉肾俞穴2分钟，力度适中，以潮红发热为度。

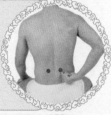

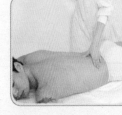

【命门穴】
- **取穴** 位于腰部，当后正中线上，第二腰椎棘突下凹陷中。
- **按摩** 用拇指指腹按揉命门穴2分钟，以潮红发热为度。

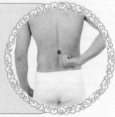

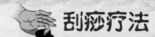

【百会穴】

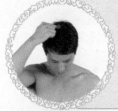

- **取穴** 位于头部，当前发际正中直上5寸，或两耳尖连线的中点。
- **刮痧** 以刮痧板厚棱角面侧为着力点，缓慢刮拭百会穴20次，力度适中。

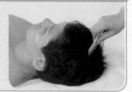

【关元穴】

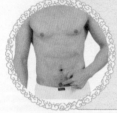

- **取穴** 位于下腹部，前正中线上，当脐中下3寸。
- **刮痧** 用角刮法刮拭关元穴，做回旋揉动30次，力度适中，以出痧为度。

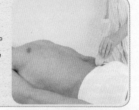

【足三里穴】

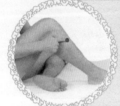

- **取穴** 位于小腿前外侧，当犊鼻下3寸，距胫骨前缘一横指（中指）。
- **刮痧** 重刮足三里穴，至皮下紫色痧斑、痧痕形成为止。

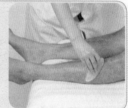

【阴陵泉穴】

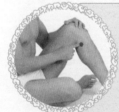

- **取穴** 位于小腿内侧，当胫骨内侧髁后下方凹陷处。
- **刮痧** 用面刮法刮拭阴陵泉穴10～15遍，以出痧为度。

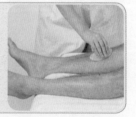

【蠡沟穴】

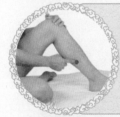

- **取穴** 位于小腿内侧，当足内踝尖上5寸，胫骨内侧面的中央。
- **刮痧** 用面刮法从上往下刮拭蠡沟穴10～15遍，以出痧为度。

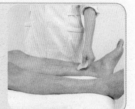

【命门穴】

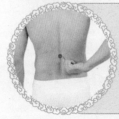

- **取穴** 位于腰部，当后正中线上，第二腰椎棘突下凹陷中。
- **刮痧** 用角刮法刮拭命门穴10～15遍，力度由轻渐重，以出痧为度。

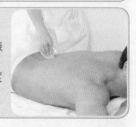

拔罐疗法

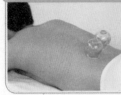

【肾俞穴】
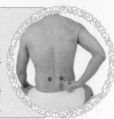
- **取穴** 位于腰部，当第二腰椎棘突下，旁开1.5寸。
- **拔罐** 将棉球点燃后，伸入罐内马上抽出，然后迅速将火罐扣在肾俞穴上，留罐10分钟。

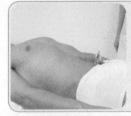

【关元穴】
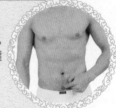
- **取穴** 位于下腹部，前正中线上，当脐中下3寸。
- **拔罐** 用拔罐器将气罐吸附在关元穴上，留罐10分钟。

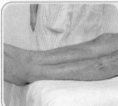

【足三里穴】
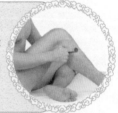
- **取穴** 位于小腿前外侧，当犊鼻下3寸，距胫骨前缘一横指（中指）。
- **拔罐** 用拔罐器将气罐吸附在足三里穴上，留罐10分钟。

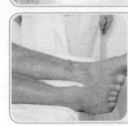

【三阴交穴】
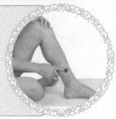
- **取穴** 位于小腿内侧，当足内踝尖上3寸，胫骨内侧缘后方。
- **拔罐** 用同样的方法将气罐扣在三阴交穴上，留罐10分钟。

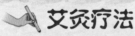 # 艾灸疗法

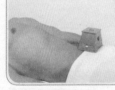

【关元穴】
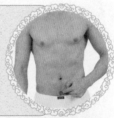
- **取穴** 位于下腹部，前正中线上，当脐中下3寸。
- **艾灸** 点燃艾灸盒放于关元穴上灸治10~15分钟，至感觉局部温热舒适而不灼烫为宜。

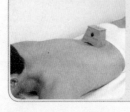

【肾俞穴】
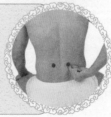
- **取穴** 位于腰部，当第二腰椎棘突下，旁开1.5寸。
- **艾灸** 点燃艾灸盒放于肾俞穴上灸治10~15分钟，至感觉局部温热舒适而不灼烫为宜。

早泄

——肾精肾气肾不固

早泄是指性交时间极短，或阴茎插入阴道就射精，随后阴茎即疲软，不能正常进行性交的一种病症，是一种最常见的男性性功能障碍。中医认为多由于房劳过度或频繁手淫，导致肾精亏耗，肾阴不足，相火偏亢，或体虚羸弱，虚损遗精日久，肾气不固，导致肾阴阳俱虚所致。

按摩疗法

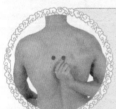

【心俞穴】

- **取穴** 位于背部，当第五胸椎棘突下，旁开1.5寸。
- **按摩** 将拇指指腹放于心俞穴上，推按15分钟。

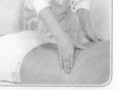

【命门穴】

- **取穴** 位于腰部，当后正中线上，第二腰椎棘突下凹陷中。
- **按摩** 将食指、中指放于命门穴上，微用力压揉，以局部有酸胀感为宜。

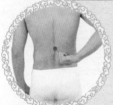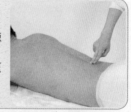

【肾俞穴】

- **取穴** 位于腰部，当第二腰椎棘突下，旁开1.5寸。
- **按摩** 双手拇指指腹放于肾俞穴上，微用力压揉3分钟，以局部有酸胀感为宜。

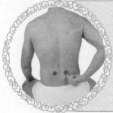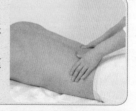

【环跳穴】

- **取穴** 侧卧屈股，位于股骨大转子最凸点与骶管裂孔连线的外1/3与中1/3交点处。
- **按摩** 用手掌根按揉环跳穴5分钟，以局部有酸胀感为宜。

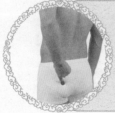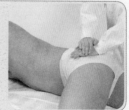

刮痧疗法

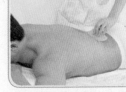

【命门穴】
- **取穴** 位于腰部，当后正中线上，第二腰椎棘突下凹陷中。
- **刮痧** 用面刮法用力刮拭命门穴10～15遍，以出痧为度。

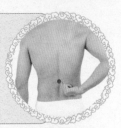

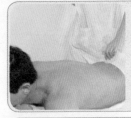

【膀胱俞穴】
- **取穴** 位于骶部，当骶正中嵴旁开1.5寸，平第二骶后孔。
- **刮痧** 用角刮法刮拭膀胱俞穴10～15遍，以出痧为度。

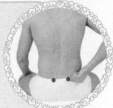

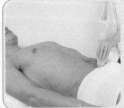

【关元穴】
- **取穴** 位于下腹部，前正中线上，当脐中下3寸。
- **刮痧** 用角刮法刮拭关元穴，做回旋揉动30次，力度适中，以出痧为度。

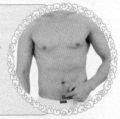

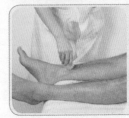

【三阴交穴】
- **取穴** 位于小腿内侧，当足内踝尖上3寸，胫骨内侧缘后方。
- **刮痧** 用角刮法重刮三阴交穴30次，以出痧为度。

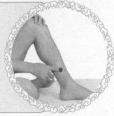

拔罐疗法

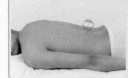

【命门穴】
- **取穴** 位于腰部，当后正中线上，第二腰椎棘突下凹陷中。
- **拔罐** 将棉球点燃后，伸入罐内马上抽出，然后迅速将火罐扣在命门穴上，留罐10分钟。

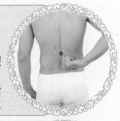

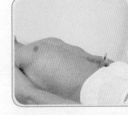

【气海穴】
- **取穴** 位于下腹部，前正中线上，当脐中下1.5寸。
- **拔罐** 用拔罐器将气罐吸附在气海穴上，留罐10分钟。

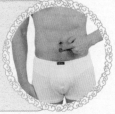

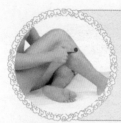

【足三里穴】
- **取穴** 位于小腿前外侧，当犊鼻下3寸，距胫骨前缘一横指（中指）。
- **拔罐** 用同样的方法将气罐吸附在足三里穴上，留罐10分钟。

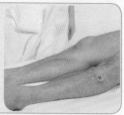

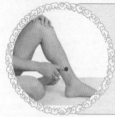

【三阴交穴】
- **取穴** 位于小腿内侧，当足内踝尖上3寸，胫骨内侧缘后方。
- **拔罐** 用同样的方法将气罐吸附在三阴交穴上，留罐10分钟。

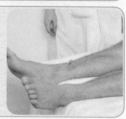

艾灸疗法

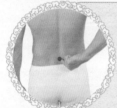

【腰阳关穴】
- **取穴** 位于腰部，当后正中线上，第四腰椎棘突下凹陷中。
- **艾灸** 点燃艾灸盒放于腰阳关穴上灸治10～15分钟，至感觉局部温热舒适而不灼烫为宜。

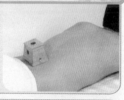

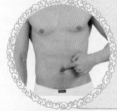

【神阙穴】
- **取穴** 位于腹中部，脐中央。
- **艾灸** 点燃艾灸盒放于神阙穴上灸治10～15分钟，至感觉腹部温热并向任脉传导为佳。

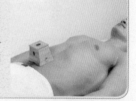

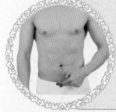

【中极穴】
- **取穴** 位于下腹部，前正中线上，当脐中下4寸。
- **艾灸** 点燃艾灸盒放于中极穴上灸治10～15分钟，以施灸部位出现红晕为度。

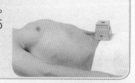

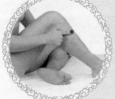

【足三里穴】
- **取穴** 位于小腿前外侧，当犊鼻下3寸，距胫骨前缘一横指（中指）。
- **艾灸** 用艾条温和灸足三里穴10～15分钟。

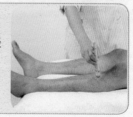

遗精

——精神萎靡腰膝软

遗精是指无性交而精液自行外泄的一种男性疾病。睡眠时精液外泄者为梦遗；清醒时精液外泄者为滑精，无论是梦遗还是滑精都统称为遗精。一般成年男性遗精一周不超过1次属正常的生理现象；如果一周数次或一日数次，并伴有精神萎靡、腰酸腿软、心慌气喘，则属于病理性。

 ## 按摩疗法

【神门穴】
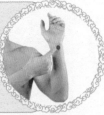
- **取穴** 位于腕部，腕掌横纹尺侧端，尺侧腕屈肌腱的桡侧凹陷处。
- **按摩** 将拇指指腹放于神门穴上，按揉3分钟。

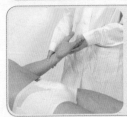

【内关穴】
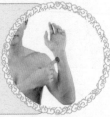
- **取穴** 位于前臂掌侧，当曲泽与大陵的连线上，腕横纹上2寸，掌长肌腱与桡侧腕屈肌腱之间。
- **按摩** 将拇指指腹放于内关穴上，由轻渐重按揉2~3分钟。

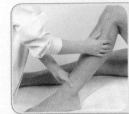

【足三里穴】
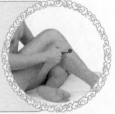
- **取穴** 位于小腿前外侧，当犊鼻下3寸，距胫骨前缘一横指（中指）。
- **按摩** 将拇指指尖放于足三里穴上，微用力压揉5分钟。

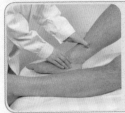

【三阴交穴】
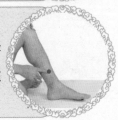
- **取穴** 位于小腿内侧，当足内踝尖上3寸，胫骨内侧缘后方。
- **按摩** 将拇指指尖放于三阴交穴上，微用力压揉3~5分钟。

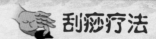
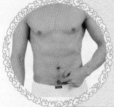

【关元穴】

● **取穴** 位于下腹部，前正中线上，当脐中下3寸。

● **刮痧** 以刮痧板厚棱角角部为着力点，刮拭关元穴，做回旋揉动30次，以出痧为度。

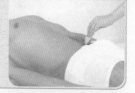

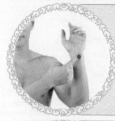

【神门穴】

● **取穴** 位于腕部，腕掌横纹尺侧端，尺侧腕屈肌腱的桡侧凹陷处。

● **刮痧** 用角刮法刮拭神门穴30次，力度适中，以皮肤潮红为度。

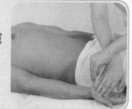

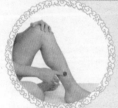

【三阴交穴】

● **取穴** 位于小腿内侧，当足内踝尖上3寸，胫骨内侧缘后方。

● **刮痧** 用角刮法重刮三阴交穴30次，力度重，以出痧为度。

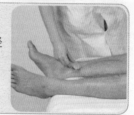

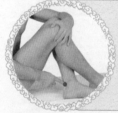

【太溪穴】

● **取穴** 位于足内侧，内踝后方，当内踝尖与跟腱之间的凹陷处。

● **刮痧** 用角刮法重刮太溪穴30次，力度重，以出痧为度。

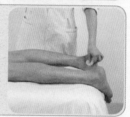

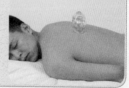 拔罐疗法

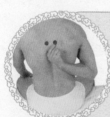

【心俞穴】

● **取穴** 位于背部，当第五胸椎棘突下，旁开1.5寸。

● **拔罐** 将棉球点燃后，伸入罐内马上抽出，然后迅速将火罐扣在心俞穴上，留罐15分钟。

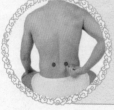

【肾俞穴】

● **取穴** 位于腰部，当第二腰椎棘突下，旁开1.5寸。

● **拔罐** 将棉球点燃后，伸入罐内马上抽出，然后迅速将火罐扣在肾俞穴上，留罐15分钟。

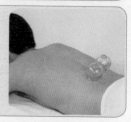

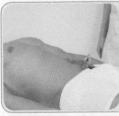

【气海穴】
- **取穴** 位于下腹部,前正中线,当脐中下1.5寸。
- **拔罐** 用拔罐器将气罐吸附在气海穴上,留罐15分钟。

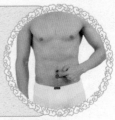

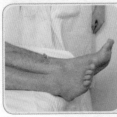

【三阴交穴】
- **取穴** 位于小腿内侧,当足内踝尖上3寸,胫骨内侧缘后方。
- **拔罐** 用拔罐器将气罐吸附在三阴交穴上,留罐15分钟。

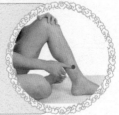

艾灸疗法

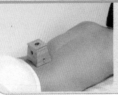

【肾俞穴】
- **取穴** 位于腰部,当第二腰椎棘突下,旁开1.5寸。
- **艾灸** 点燃艾灸盒放于肾俞穴上灸治10～15分钟,以穴位皮肤潮红为度。

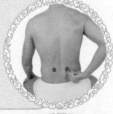

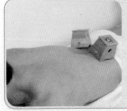

【腰眼穴】
- **取穴** 位于腰部,当第四腰椎棘突下,旁开约3.5寸凹陷中。
- **艾灸** 点燃艾灸盒放于腰眼穴上灸治10～15分钟,以施灸部位出现红晕为度。

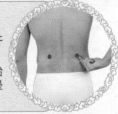

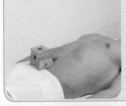

【气海穴】
- **取穴** 位于下腹部,前正中线上,当脐中下1.5寸。
- **艾灸** 点燃艾灸盒放于气海穴上灸治10～15分钟,热力要能够深入体内,直达病所。

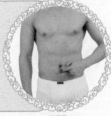

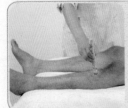

【足三里穴】
- **取穴** 位于小腿前外侧,当犊鼻下3寸,距胫骨前缘一横指(中指)。
- **艾灸** 用艾条雀啄灸足三里穴10～15分钟。

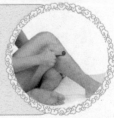

阴囊潮湿

——风湿热邪常致病

　　阴囊潮湿是指由于脾虚肾虚、药物过敏、缺乏维生素、真菌滋生等原因引起的男性阴囊糜烂、潮湿、瘙痒等症状，是一种男性特有的皮肤病。可分为急性期、亚急性期、慢性期三个过程。中医认为，风邪、湿邪、热邪、血虚、虫淫等为致病的主要原因。

按摩疗法

【秩边穴】
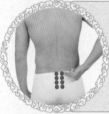
- **取穴** 位于臀部，平第四骶后孔，骶正中嵴旁开3寸。
- **按摩** 用双手拇指指腹按揉秩边穴1～2分钟。

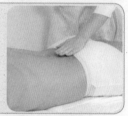

【八髎穴】
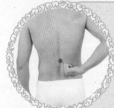
- **取穴** 位于骶椎，分别在第一、第二、第三、第四骶后孔中。
- **按摩** 用大小鱼际用力推拿八髎穴2～3分钟，以局部皮肤潮红发热为度。

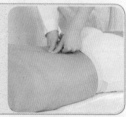

【命门穴】
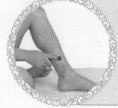
- **取穴** 位于腰部，当后正中线上，第二腰椎棘突下凹陷中。
- **按摩** 用拇指指腹按压命门穴1～2分钟，力度由轻渐重。

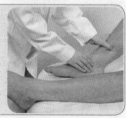

【三阴交穴】

- **取穴** 位于小腿内侧，当足内踝尖上3寸，胫骨内侧缘后方。
- **按摩** 用拇指指腹按压三阴交穴1～2分钟。

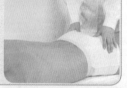

刮痧疗法

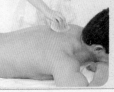
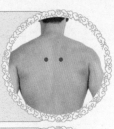

【肺俞穴】
● **取穴** 位于背部，当第三胸椎棘突下，旁开1.5寸。
● **刮痧** 用面刮法用力刮拭肺俞穴 10～15 遍，以出痧为度。

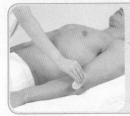
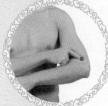

【曲池穴】
● **取穴** 位于肘横纹外侧端，屈肘，当尺泽与肱骨外上髁的连线中点。
● **刮痧** 用面刮法刮拭曲池穴 30 次，以出痧为度。

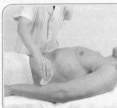
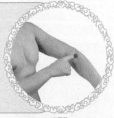

【手三里穴】
● **取穴** 屈肘，位于前臂背面桡侧，当阳溪与曲池的连线上，肘横纹下 2 寸。
● **刮痧** 用面刮法从肘横纹刮至手三里穴 30 次，以出痧为度。

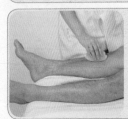
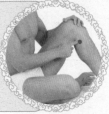

【阴陵泉穴】
● **取穴** 位于小腿内侧，胫骨内侧髁后下方凹陷处。
● **刮痧** 用面刮法刮拭阴陵泉穴 30 次，力度适中，稍出痧即可。

拔罐疗法

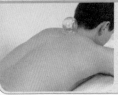
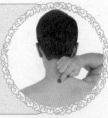

【大椎穴】
● **取穴** 位于后正中线上，第七颈椎棘突下凹陷中。
● **拔罐** 将棉球点燃后，伸入罐内马上抽出，然后迅速将火罐扣在大椎穴上，留罐 10 分钟。

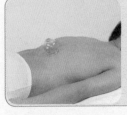
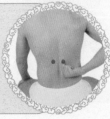

【脾俞穴】
● **取穴** 位于背部，当第十一胸椎棘突下，旁开1.5寸。
● **拔罐** 将棉球点燃后，伸入罐内马上抽出，然后迅速将火罐扣在脾俞穴上，留罐 10 分钟。

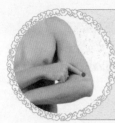

【曲池穴】

- **取穴** 位于肘横纹外侧端，屈肘时尺泽与肱骨外上髁的连线中点。
- **拔罐** 用拔罐器将气罐吸附在曲池穴上，留罐10分钟。

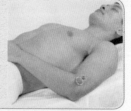

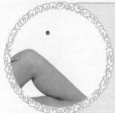

【血海穴】

- **取穴** 屈膝，位于大腿内侧，髌底内侧端上2寸，当股四头肌内侧头的隆起处。
- **拔罐** 用同样的方法将气罐吸附在血海穴上，留罐10分钟。

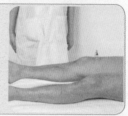

艾灸疗法

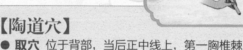

【陶道穴】

- **取穴** 位于背部，当后正中线上，第一胸椎棘突下凹陷中。
- **艾灸** 点燃艾灸盒放于陶道穴上灸治10~15分钟，热力要能够深入体内，直达病所。

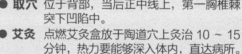
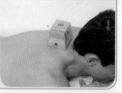

【曲池穴】

- **取穴** 位于肘横纹外侧端，屈肘时尺泽与肱骨外上髁的连线中点。
- **艾灸** 用艾条温和灸曲池穴10~15分钟。

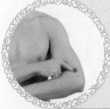
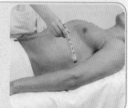

【神门穴】

- **取穴** 位于腕部，仰掌，腕横纹尺侧端稍上方凹陷处。
- **艾灸** 用艾条温和灸神门穴10~15分钟，以穴位处皮肤潮红为度。

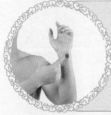
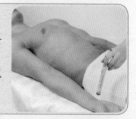

【阴陵泉穴】

- **取穴** 位于小腿内侧，胫骨内侧髁后下方凹陷处。
- **艾灸** 用艾条雀啄灸阴陵泉穴10~15分钟，以穴位处皮肤潮红为度。

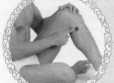
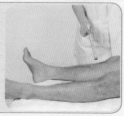

血精

——精液带血易复发

　　血精是泌尿外科及男科领域一种常见的症状，指在射精和遗精时排出红色的精液。正常精液呈乳白色或淡黄色，出现血精后则呈粉红色、棕红色或带有血丝，在光学显微镜下观察，可见精液中混有红细胞。血精症一般以青壮年性活动旺盛期最为多见，且呈间歇性发作，临床上一些血精患者未经治疗也可自愈，但往往过一段时间又复发。

 按摩疗法

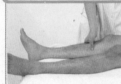

【阴陵泉穴】

- **取穴** 位于小腿内侧，当胫骨内侧髁后下方凹陷处。
- **按摩** 用拇指指尖掐按阴陵泉穴1～2分钟，力度由轻渐重，以皮肤发红为度。

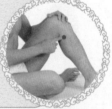

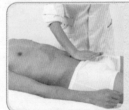

【气海穴】

- **取穴** 位于下腹部，前正中线上，当脐中下1.5寸。
- **按摩** 用手掌根部推按气海穴30次，力度适中。

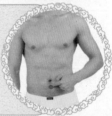

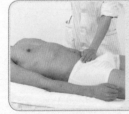

【关元穴】

- **取穴** 位于下腹部，前正中线上，当脐中下3寸。
- **按摩** 用手掌根部推按关元穴30次，力度适中。

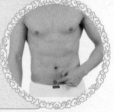

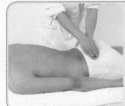

【八髎穴】

- **取穴** 位于骶椎，分别在第一、第二、第三、第四骶后孔中。
- **按摩** 用掌心横擦八髎穴1～2分钟，以皮肤透热为度。

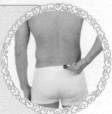

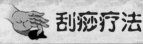

刮痧疗法

【命门穴】

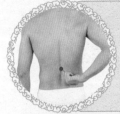

- **取穴** 位于腰部，当后正中线上，第二腰椎棘突下凹陷中。
- **刮痧** 用刮痧板角部刮拭命门穴 30 次，力度适中，以皮肤潮红、发热为度。

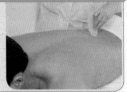

【水分穴】

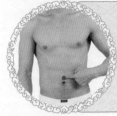

- **取穴** 位于上腹部，前正中线上，当脐中上 1 寸。
- **刮痧** 用刮痧板角部刮拭水分穴 30 次，力度适中，稍出痧即可。

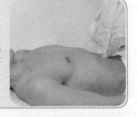

艾灸疗法

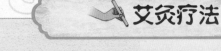

【大肠俞穴】

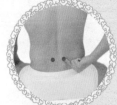

- **取穴** 位于腰部，当第四腰椎棘突下，旁开 1.5 寸。
- **艾灸** 将燃着的艾灸盒放于大肠俞穴上灸治 10 ~ 15 分钟，以出现明显的循经感传现象为佳。

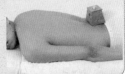

【足三里穴】

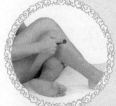

- **取穴** 位于小腿前外侧犊鼻下 3 寸，距胫骨前缘一横指（中指）。
- **艾灸** 用艾条回旋灸足三里穴 10 ~ 15 分钟，以穴位上皮肤潮红为度。

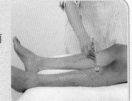

【丰隆穴】

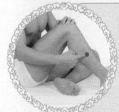

- **取穴** 位于小腿前外侧，当外踝尖上 8 寸，距胫骨前缘二横指。
- **艾灸** 用艾条回旋灸丰隆穴 10 分钟，以穴位上皮肤潮红为度。

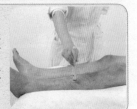

【涌泉穴】

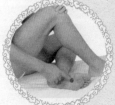

- **取穴** 位于足底第二、第三趾趾缝纹头端与足跟连线前 1/3 与后 2/3 交点。
- **艾灸** 用艾条温和灸涌泉穴 10 ~ 15 分钟，以受灸者能承受的最大热度为佳。

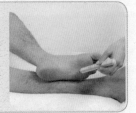

不育症

——女方健康生育难

　　生育的基本条件是男性要具有正常的性功能和能与卵子结合的正常精子。不育症指正常育龄夫妇婚后有正常性生活，长期不避孕，却未生育。在已婚夫妇中发生不育症者有 15%，其中单纯女性因素为 50%，单纯男性因素为 30% 左右。男性多由于男性内分泌疾病、生殖道感染、男性性功能障碍等引起。

 按摩疗法

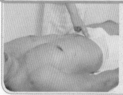
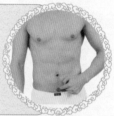

【关元穴】

● **取穴** 位于下腹部，前正中线上，当脐中下 3 寸。
● **按摩** 用食指、中指指腹按揉关元穴，顺时针按揉 2 分钟，然后逆时针按揉 2 分钟。

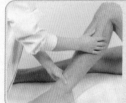
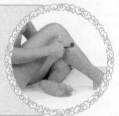

【足三里穴】

● **取穴** 位于小腿前外侧，当犊鼻下 3 寸，距胫骨前缘一横指（中指）。
● **按摩** 用拇指指腹按揉足三里穴 2 分钟，以潮红发热为度。

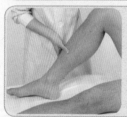
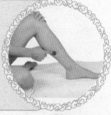

【蠡沟穴】

● **取穴** 位于小腿内侧，当足内踝尖上 5 寸，胫骨内侧面的中央。
● **按摩** 用拇指指腹按揉蠡沟穴 2 分钟，以潮红发热为度。

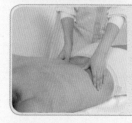
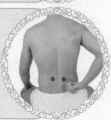

【肾俞穴】

● **取穴** 位于腰部，当第二腰椎棘突下，旁开 1.5 寸。
● **按摩** 用拇指指腹按压肾俞穴 1 分钟，再顺时针按揉 2 分钟，然后逆时针按揉 2 分钟。

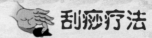

刮痧疗法

【脾俞穴】

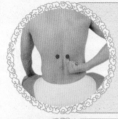

- **取穴** 位于背部,当第十一胸椎棘突下,旁开1.5寸。
- **刮痧** 用面刮法用力刮拭脾俞穴10~15遍,以出痧为度。

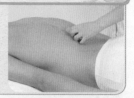

【命门穴】

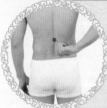

- **取穴** 位于腰部,当后正中线上,第二腰椎棘突下凹陷中。
- **刮痧** 用面刮法稍用力刮拭命门穴10~15遍,以出痧为度。

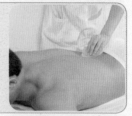

【三阴交穴】

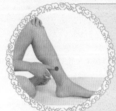

- **取穴** 位于小腿内侧,当足内踝尖上3寸,胫骨内侧缘后方。
- **刮痧** 用面刮法重刮三阴交穴30次,以出痧为度。

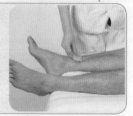

【蠡沟穴】

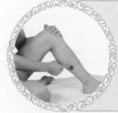

- **取穴** 位于小腿内侧,当足内踝尖上5寸,胫骨内侧面的中央。
- **刮痧** 用面刮法从上往下重刮蠡沟穴30次,以出痧为度。

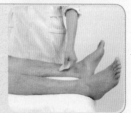

拔罐疗法

【肾俞穴】

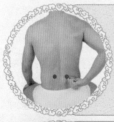

- **取穴** 位于腰部,当第二腰椎棘突下,旁开1.5寸。
- **拔罐** 将棉球点燃后,伸入罐内马上抽出,然后迅速将火罐扣在肾俞穴上,留罐15分钟。

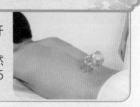

【气海穴】

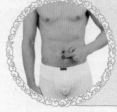

- **取穴** 位于下腹部,前正中线上,当脐中下1.5寸。
- **拔罐** 用同样的方法将火罐扣在气海穴上,留罐15分钟。

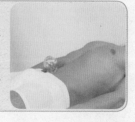

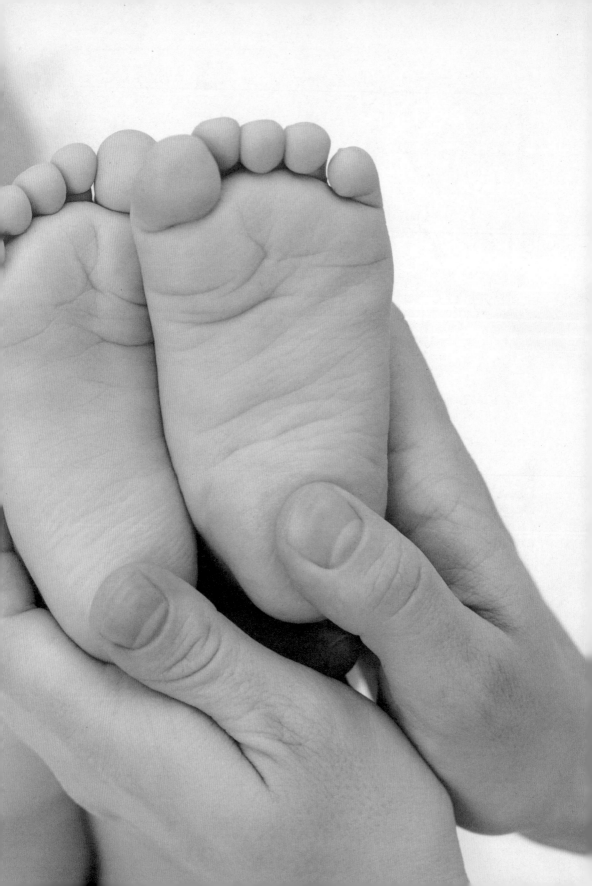

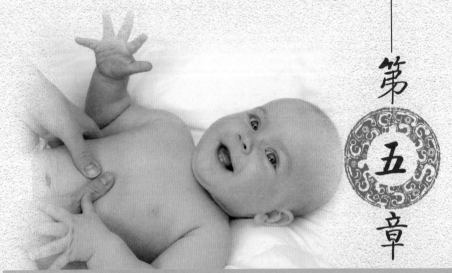

第五章

宝宝安
——儿科疾病中医理疗法

随着经络穴位疗法的盛行，家长越来越发现刺激穴位对防治孩子疾病也有一定的功效。舒筋活血、滑利关节、矫正错位、畅通经络、改善局部软组织的状况，这都是穴位疗法的功效。经络疏通了，孩子的很多病症自然也就随之减轻或者消失了。这就是中医理论中常说的"通则不痛，痛则不通"。

小儿感冒
——速效治疗不吃药

小儿感冒即小儿上呼吸道急性感染，简称上感。大部分患儿感冒是以病毒入侵为主，此外也可能是支原体或细菌感染。小儿感冒分为风寒感冒和风热感冒。风寒感冒主要症状为发热轻、恶寒重、头痛、鼻塞等。风热感冒主要症状为发热重、恶寒轻、大便干、小便黄，检查可见扁桃体肿大、咽部充血等。

 ## 按摩疗法

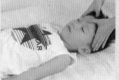

【天门穴】
● **取穴** 位于两眉中间往上至前发际成一直线。
● **按摩** 用双手拇指交替按摩天门穴 1 ~ 2 分钟。

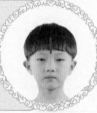

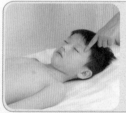

【坎宫穴】
● **取穴** 自眉头起沿眉毛向眉梢成一直线。
● **按摩** 用食指指腹从眉心推至眉梢，推摩坎宫穴 30 次。

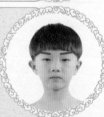

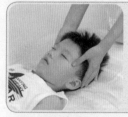

【太阳穴】
● **取穴** 位于颞部，眉梢与目外眦之间，向后约一横指的凹陷处。
● **按摩** 用拇指指腹稍用力点揉太阳穴 1 ~ 2 分钟。

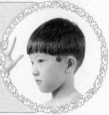

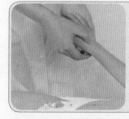

【一窝风穴】
● **取穴** 位于手背，腕横纹正中凹陷处。
● **按摩** 用拇指指腹点按一窝风穴 30 ~ 50 次。

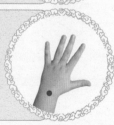

小儿咳嗽

——止咳化痰见效快

　　小儿咳嗽是小儿呼吸系统疾病之一。当呼吸道有异物或受到过敏性因素的刺激时，就会引起咳嗽。此外，呼吸系统疾病大部分都会引起呼吸道急、慢性炎症，均可引起咳嗽。根据患儿病程可分为急性、亚急性和慢性咳嗽。中医认为，因外感六淫之邪多从肺脏侵袭人体，故多致肺失宣肃，肺气上逆则发为咳嗽。

 按摩疗法

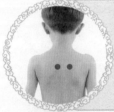

【肺俞穴】
- **取穴** 位于背部，当第三胸椎棘突下，旁开1.5寸。
- **按摩** 用拇指指腹按揉肺俞穴1~2分钟，力度适中。

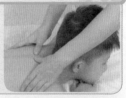

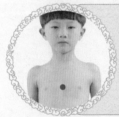

【膻中穴】
- **取穴** 位于胸部前正中线上，平第四肋间，两乳头连线中点。
- **按摩** 用拇指指腹按揉膻中穴1~2分钟。

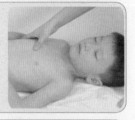

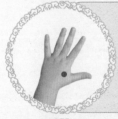

【合谷穴】
- **取穴** 位于手背，第一、第二掌骨之间，当第二掌骨桡侧的中点处。
- **按摩** 用拇指指腹点揉合谷穴1~2分钟，力度由轻渐重。

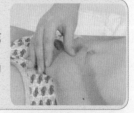

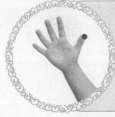

【少商穴】
- **取穴** 位于手拇指末节桡侧，距指甲角0.1寸（指寸）。
- **按摩** 食指和中指弯曲刮擦患儿的少商穴1~2分钟。

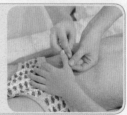

小儿发热

——清热退热有妙招

小儿发热是儿童许多疾病的一个共同症状。只要小儿体温超过正常的体温 37.3℃即为发热。临床一般伴有面赤唇红、烦躁不安、大便干燥。小儿正常体温为 36 ~ 37.3℃，低度发热为 37.3 ~ 38℃，中度发热为 38.1 ~ 39℃，高度发热为 39.1 ~ 40℃，超高热则为 41℃。若体温高，发热持续时间过长，应及早就医。

 按摩疗法

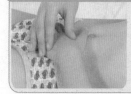

【合谷穴】
- **取穴** 位于手背第一、第二掌骨之间，当第二掌骨桡侧的中点处。
- **按摩** 用拇指指腹点揉合谷穴 1 ~ 2 分钟，以有酸胀感为宜。

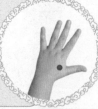

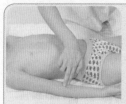

【天河水】
- **取穴** 位于前臂正中，自腕至肘，成一直线。
- **按摩** 用食指和中指自下而上推摩天河水 30 次，以皮肤潮红、发热为度。

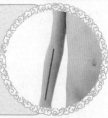

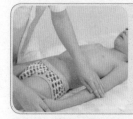

【曲池穴】
- **取穴** 位于肘横纹外侧端，屈肘，当尺泽与肱骨外上髁连线中点。
- **按摩** 对掌搓热掌心，手掌成真空状，有节奏地拍打曲池穴 30 次，力度适中。

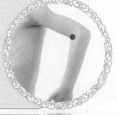

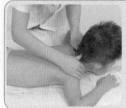

【风池穴】
- **取穴** 位于项部，当枕骨之下，与风府相平，胸锁乳突肌与斜方肌上端之间的凹陷处。
- **按摩** 用拇指指腹点揉风池穴 1 ~ 3 分钟。

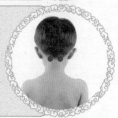

小儿流涎

——健脾益气身体好

小儿流涎俗称"流口水"，是一种唾液增多的症状。多见于6个月至1岁半的小儿。病理因素常见于口腔和咽部黏膜炎症、脑炎后遗症等所致的唾液分泌过多，吞咽不利。此外，小儿初生时唾液腺尚未发育好也会流涎。若孩子超过6个月时还流涎，应考虑是病理现象，多因脾胃虚弱不能摄纳津液所致，治疗以补脾摄涎为主。

 按摩疗法

【中脘穴】
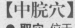

- **取穴** 位于上腹部，前正中线上，当脐中上4寸。
- **按摩** 用大拇指自中脘穴向脐两旁分推20～50次。

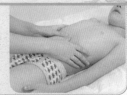

【脾经】
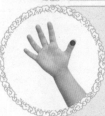

- **取穴** 位于拇指末节螺纹面。
- **按摩** 用拇指指腹从患儿拇指指尖桡侧面向指根方向直推脾经100次，力度由轻渐重。

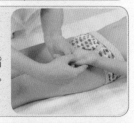

【外劳宫穴】
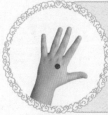

- **取穴** 位于手背侧，第二、第三掌骨之间，掌指关节后0.5寸处。
- **按摩** 用食指指腹顺时针揉外劳宫穴100次，力度九重一轻。

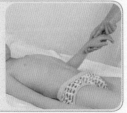

【板门穴】
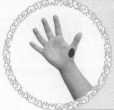

- **取穴** 位于手掌鱼际表面（拇指近侧，在手掌肌肉隆起处）。
- **按摩** 用拇指按揉板门穴10秒，再微用力自拇指指根鱼际往腕横纹直推100次。

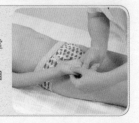

小儿口疮

——消炎镇痛吃饭香

口疮又称口腔溃疡，不讲卫生、饮食不当、普通感冒、消化不良、郁闷不乐等情况均能引起小儿口疮的发生。常见症状有，在小儿口腔内唇、舌、颊黏膜、齿龈、硬腭等处出现白色或淡黄色大小不等的溃烂点，常伴有烦躁不安、哭闹、不愿进食、身体消瘦、发热等症状。

按摩疗法

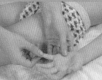

【肾经】
- **取穴** 位于小指末节螺纹面。
- **按摩** 用拇指指腹稍用力按揉肾经100~200次。

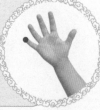

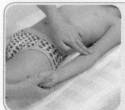

【天河水】
- **取穴** 位于前臂正中，自腕至肘，呈一直线。
- **按摩** 用食指和中指推擦天河水2~3分钟，以皮肤发红为度。

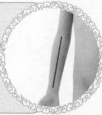

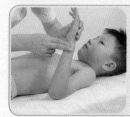

【六腑】
- **取穴** 位于前臂尺侧，阴池至肘，呈一直线。
- **按摩** 用食指和中指自上而下推擦六腑2~3分钟，以局部发红为度。

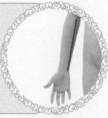

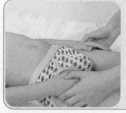

【合谷穴】
- **取穴** 位于手背，第一、第二掌骨之间，当第二掌骨桡侧的中点处。
- **按摩** 用拇指指腹点揉合谷穴1~2分钟，以皮肤发红为度。

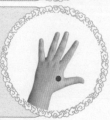

小儿夜啼

——啼哭不止夜难安

　　小儿夜啼常见于1岁以内的哺乳期婴儿，多因受惊或身体不适所引起。主要表现为婴儿长期夜间啼哭不停，或时哭时止，辗转难睡，天明始见转静，日间则一切如常。中医认为本病多因小儿脾寒、神气未充、心火上乘、食积等所致。

按摩疗法

【印堂穴】

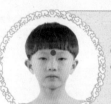

- **取穴** 位于额部，当两眉头之中间。
- **按摩** 用拇指指尖掐压印堂穴30次，以每秒钟1次的频率掐压。

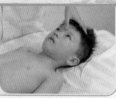

【神门穴】

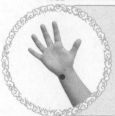

- **取穴** 位于腕掌横纹尺侧端，尺侧腕屈肌腱的桡侧凹陷处。
- **按摩** 用拇指指腹以点两下揉三下的频率，点揉神门穴2分钟。

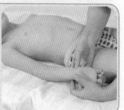

【膻中穴】

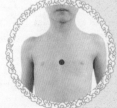

- **取穴** 位于胸部前正中线上，平第四肋间，两乳头连线中点。
- **按摩** 用拇指指腹对准膻中穴按揉30次，一推一揉为1次。

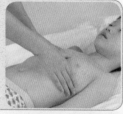

【足三里穴】

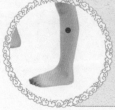

- **取穴** 位于小腿前外侧，当犊鼻下3寸，距胫骨前缘一横指（中指）。
- **按摩** 用拇指指腹点揉足三里穴2分钟，以皮肤发红为度。

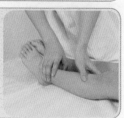

小儿惊厥

——镇惊息风少烦恼

小儿惊厥又称小儿惊风，是小儿时期常见的一种急重疾病，其临床症状多以抽搐伴高热、昏迷为主。常见于 5 岁以下的小儿，年龄越小，发病率越高。但凡发病往往比较凶险，变化快，威胁生命。其中伴有发热者，多为感染性疾病所致；不发热者，多为非感染性疾病所致。小儿惊厥以清热、豁痰、镇惊、息风为治疗原则。

按摩疗法

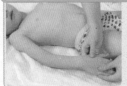

【合谷穴】

● **取穴** 位于手背部第一、第二掌骨之间，当第二掌骨桡侧的中点处。

● **按摩** 以每秒 1 ~ 2 次的频率用拇指指腹叩掐合谷穴 1 ~ 2 分钟。

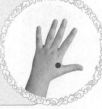

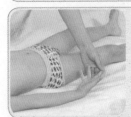

【中冲穴】

● **取穴** 位于手中指末节尖端中央。

● **按摩** 用拇指指尖点压中冲穴 60 次，力度略重。

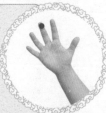

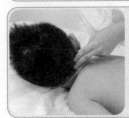

【天柱穴】

● **取穴** 位于哑门穴旁开 1.3 寸，当头部后方入发际处。

● **按摩** 用食指、中指指腹对准天柱穴点打 30 次，一打一提为 1 次。

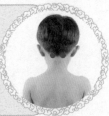

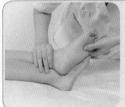

【涌泉穴】

● **取穴** 位于足底部，蜷足时足前部凹陷处，约当足底第二、第三趾趾缝纹头端与足跟连线的前 1/3 与后 2/3 交点上。

● **按摩** 用拇指按揉涌泉穴 60 次。

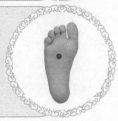

小儿厌食

——调理气血食欲好

　　小儿厌食表现为小儿长时间食欲减退或消失，以进食量减少为其主要特征，是一种慢性消化性功能紊乱综合征。常见于1～6岁的小儿，因不喜进食很容易导致小儿营养不良、贫血、佝偻病及免疫力低下等症状，严重者还会影响患儿身体和智力的发育。

 按摩疗法

【天枢穴】
● **取穴** 位于腹中部，距脐中2寸。
● **按摩** 用拇指指腹点按两侧的天枢穴1～2分钟，以皮肤潮红发热为度。

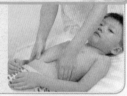

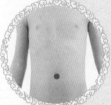

【神阙穴】
● **取穴** 位于腹中部，脐中央。
● **按摩** 搓热双掌，以神阙穴为中心，用手掌顺时针按揉2～3分钟，以腹部有温热感为宜。

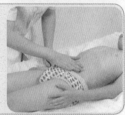

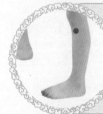

【足三里穴】
● **取穴** 位于小腿前外侧，当犊鼻下3寸，距胫骨前缘一横指（中指）。
● **按摩** 用拇指指腹点按足三里穴1～2分钟，至潮红发热为度。

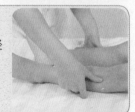

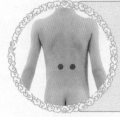

【脾俞穴】
● **取穴** 位于背部，当第十一胸椎棘突下，旁开1.5寸。
● **按摩** 用拇指指腹推按脾俞穴100次，力度由轻渐重。

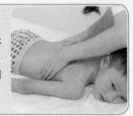

小儿消化不良

——营养不良食欲差

小儿消化不良是由饮食不当或非感染引起的小儿肠胃疾患。在临床上有以下症状：餐后饱胀、进食量少，偶有呕吐、哭闹不安等。这些症状都会影响患儿进食，导致身体营养摄入不足，发生营养不良概率较高，对小儿生长发育也会造成一定的影响。

按摩疗法

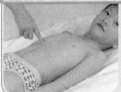

【中脘穴】

● **取穴** 位于上腹部，前正中线上，当脐中上4寸。

● **按摩** 用食指指腹按揉中脘穴1~2分钟。

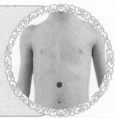

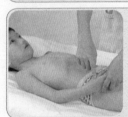

【合谷穴】

● **取穴** 位于手背，第一、第二掌骨间，当第二掌骨桡侧的中点。

● **按摩** 用食指指腹用力点按两手的合谷穴1分钟，以皮肤潮红、发热为度。

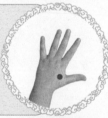

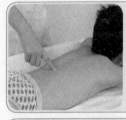

【胃俞穴】

● **取穴** 位于背部，当第十二胸椎棘突下，旁开1.5寸。

● **按摩** 用食指指腹点按胃俞穴1~2分钟，力度适中。

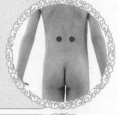

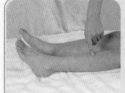

【上巨虚穴】

● **取穴** 位于小腿前外侧，当犊鼻穴下6寸，距胫骨前缘一横指（中指）。

● **按摩** 用食指指腹按揉上巨虚穴1~2分钟，以皮肤潮红为度。

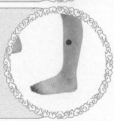

小儿腹泻

——改善肠胃少泄泻

小儿腹泻多见于2岁以下的婴幼儿，是小儿常见病之一。可由饮食不当和肠道细菌感染或病毒感染引起，以大便次数增多、腹胀肠鸣、粪便酸腐臭秽，或粪质稀薄、水分增多及出现黏液等为其主要临床表现。严重者可导致身体脱水、酸中毒、电解质紊乱等现象，更甚者可危及小儿生命。

按摩疗法

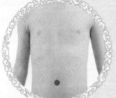

【神阙穴】
- **取穴** 位于腹中部，脐中央。
- **按摩** 用拇指指腹按揉神阙穴5分钟，以皮肤发红为度。

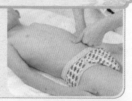

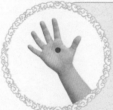

【劳宫穴】
- **取穴** 位于手掌第二、第三掌骨之间，屈指握拳时中指指尖所点处。
- **按摩** 用拇指指腹以顺时针方向按揉劳宫穴20～30次。

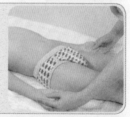

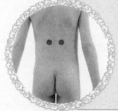

【脾俞穴】
- **取穴** 位于背部，当第十一胸椎棘突下，旁开1.5寸。
- **按摩** 搓热双掌后顺时针按揉脾俞穴5分钟，以透热为度。

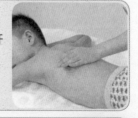

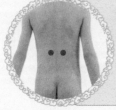

【胃俞穴】
- **取穴** 位于背部，当第十二胸椎棘突下，旁开1.5寸。
- **按摩** 搓热双掌后，掌心覆盖在背部，用拇指按揉胃俞穴5分钟，以透热为度。

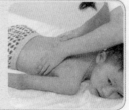

小儿 "多动症"

——平心静气发育好

　　小儿 "多动症" 即注意缺陷多动障碍，与同龄儿童相比，患儿有明显的注意力不集中、易受干扰、活动过度等特征。小儿 "多动症" 是儿童时期最常见的行为障碍，通常于6岁前起病，很多患儿症状可持续到青春期，主要临床表现为注意力不集中、不适当地奔跑、爬上爬下或小动作不断、情绪激动、虐待动物、反应迟钝、学习成绩低下等。

按摩疗法

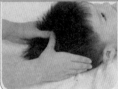

【百会穴】

● **取穴** 位于头部，当前发际正中直上5寸，或两耳尖连线的中点处。

● **按摩** 用拇指指腹按揉百会穴2分钟，力度适中。

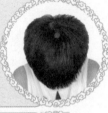

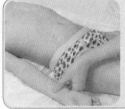

【内关穴】

● **取穴** 位于前臂掌侧，当曲泽与大陵的连线上，腕横纹上2寸，掌长肌腱与桡侧腕屈肌腱之间。

● **按摩** 用拇指指腹按揉内关穴，按揉2分钟。

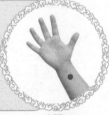

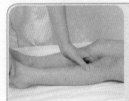

【足三里穴】

● **取穴** 位于小腿前外侧，当犊鼻下3寸，距胫骨前缘一横指（中指）。

● **按摩** 用拇指指腹按揉足三里穴，按揉2～3分钟。

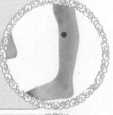

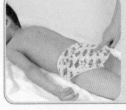

【长强穴】

● **取穴** 位于尾骨端下，当尾骨端与肛门连线的中点处。

● **按摩** 用食指指腹按揉长强穴50次，力度由轻渐重。

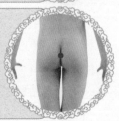

小儿遗尿

——睡梦自遗频率高

小儿遗尿是指小儿睡梦中小便自遗、醒后方觉的病症。多见于3岁以上的儿童。若3岁以上的小儿一个月内尿床次数达到3次以上，就属于不正常了，医学上之称为"遗尿症"，一般是男孩多于女孩。预防小儿遗尿应让儿童从小建立良好的作息制度，掌握其夜间排尿规律，使儿童逐渐形成时间性的条件反射，并培养儿童生活自理能力。

按摩疗法

【百会穴】
- **取穴** 位于头部，当前发际正中直上5寸，或两耳尖连线的中点处。
- **按摩** 用拇指指腹按揉百会穴1分钟，以局部有温热感为宜。

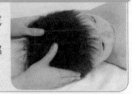

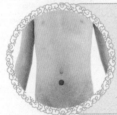

【气海穴】
- **取穴** 位于下腹部，前正中线上，当脐中下1.5寸。
- **按摩** 用掌心顺时针按揉气海穴，力度不宜太重，以局部潮红发热为度。

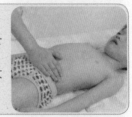

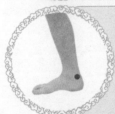

【太溪穴】
- **取穴** 位于足内侧，内踝后方与脚跟骨筋腱之间的凹陷处。
- **按摩** 用拇指指腹点揉太溪穴，点揉1~2分钟。

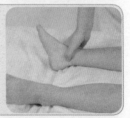

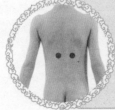

【脾俞穴】
- **取穴** 位于背部，当第十一胸椎棘突下，旁开1.5寸。
- **按摩** 用拇指推按脾俞穴1~2分钟，以皮肤潮红发热为度。

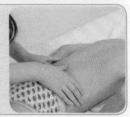

小儿盗汗

——睡中出汗元气伤

　　小儿盗汗是指小孩在睡熟时全身出汗、醒则汗停的病症。对于生理性盗汗一般不主张药物治疗，而是采取相应的措施，去除生活中导致盗汗的因素。中医认为，汗为心液，若长期盗汗不止，心肾元气耗伤将十分严重，多主张积极治疗其本，即健脾补气固本，以减少或杜绝其他呼吸道再感染的发生。

按摩疗法

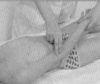

【天河水】
- **取穴** 位于前臂正中，自腕至肘，呈一直线。
- **按摩** 用食指、中指指面自腕推向肘，称为清天河水，力度适中，操作 200 次。

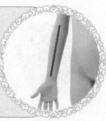

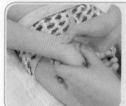

【小天心穴】
- **取穴** 位于手掌大小鱼际交接处的凹陷中。
- **按摩** 用拇指指尖掐揉小天心穴 100 次，以皮肤发红为度。

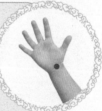

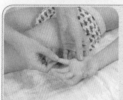

【肾经】
- **取穴** 位于小指末节螺纹面。
- **按摩** 用拇指指腹稍用力按揉肾经 200 次。

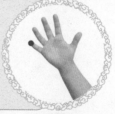

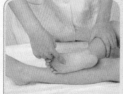

【涌泉穴】
- **取穴** 位于足底部，蜷足时足前部凹陷处，约当足底第二、第三趾缝纹头端与足跟连线的前 1/3 与后 2/3 交点上。
- **按摩** 用食指推涌泉穴 100 次。

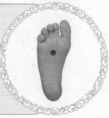

小儿手足口病

——恶心发热长疱疹

小儿手足口病，是一种儿童传染病，主要病源是肠道病毒，常见于 5 岁以下儿童。主要症状为手、足和口腔黏膜出现疱疹或破溃后形成溃疡。常见症状表现有发热，口腔黏膜、手掌或脚掌出现米粒大小的疱疹，疼痛明显，疱疹周围有炎性红晕，疱内液体较少。部分患儿伴有咳嗽、流涕、食欲不振、恶心、呕吐、头痛等症状。

 按摩疗法

【肺经】

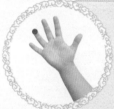

- **取穴** 位于无名指末节螺纹面。
- **按摩** 用拇指自患儿无名指指腹向指根方向直推，称为清肺经，操作 100 次。

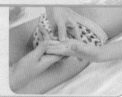

【小天心穴】

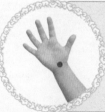

- **取穴** 位于手掌大小鱼际交接处的凹陷中。
- **按摩** 用拇指指尖掐揉小天心穴 100 ~ 200 次，以皮肤发红为度。

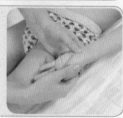

【天河水】

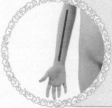

- **取穴** 位于前臂正中，自腕至肘成一直线。
- **按摩** 用食指、中指指面自腕推向肘，称为清天河水，操作 100 ~ 200 次。

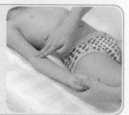

【三关】

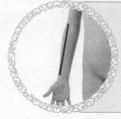

- **取穴** 位于前臂桡侧，阳池至曲池成一直线。
- **按摩** 食指、中指自腕推向肘，称为推三关，操作 100 ~ 200 次。

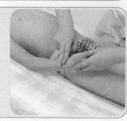

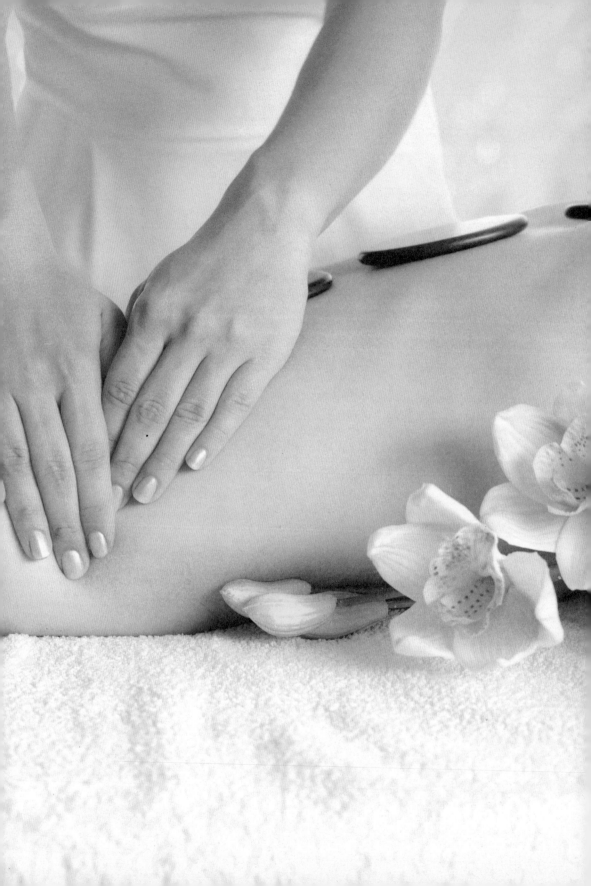

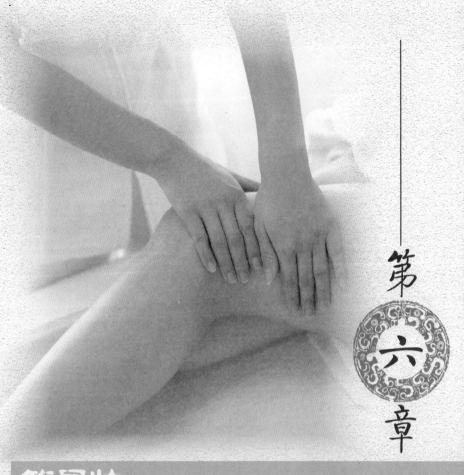

第六章

筋骨壮
——骨伤科疾病中医理疗法

　　受外伤、机体老化等因素的影响，人体的骨骼和关节会发生退行性病变。在中国，超过50岁的人几乎80%以上患有不同程度的骨关节疾病。有研究表明：使用中医理疗法可以舒筋活络，益气补血，能促进各种骨关节疾病的康复。

颈椎病

——头颈肩臂上胸疼

颈椎病多因颈椎骨、椎间盘及其周围纤维结构损害，致使颈椎间隙变窄，关节囊松弛，内平衡失调。主要临床表现为头、颈、肩、臂、上胸背疼痛或麻木、酸沉，头晕，无力，上肢及手的感觉明显减退，部分患者有明显的肌肉萎缩。

按摩疗法

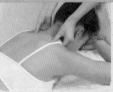
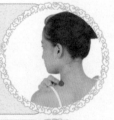

【肩井穴】
- **取穴** 位于肩上，前直乳中，当大椎与肩峰端连线的中点上。
- **按摩** 将双手拇指与食指、中指相对成钳形放于肩井穴上，捏揉3分钟，力度适中。

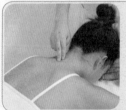
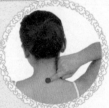

【大椎穴】
- **取穴** 位于后正中线上，第七颈椎棘突下凹陷中。
- **按摩** 将食指、中指指腹放于大椎穴上，稍用力按揉3～5分钟。

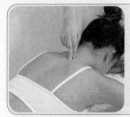
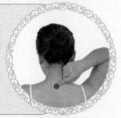

【陶道穴】
- **取穴** 位于背部，当后正中线上，第一胸椎棘突下凹陷中。
- **按摩** 将食指、中指指腹放于陶道穴上，用力按揉3～5分钟。

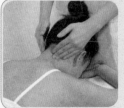
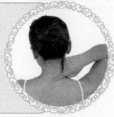

【阿是穴】
- **取穴** 无固定位置，以病痛局部或与病痛有关的压痛点为腧穴。
- **按摩** 按揉阿是穴病痛局部或压痛点3分钟。

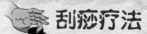

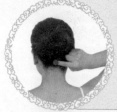

【风府穴】

- **取穴** 位于项部，当后发际正中直上1寸，枕外隆凸直下，两侧斜方肌之间凹陷中。
- **刮痧** 用面刮法刮拭风府穴，由上至下，刮拭30次。

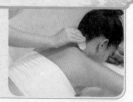

【大杼穴】

- **取穴** 位于背部，当第一胸椎棘突下，旁开1.5寸。
- **刮痧** 用面刮法刮拭大杼穴，由上至下，刮拭30次。

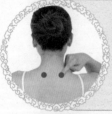

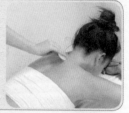

【肩井穴】

- **取穴** 位于肩上，前直乳中，当大椎与肩峰端连线的中点上。
- **刮痧** 用面刮法刮拭肩井穴，由里向往重刮30次。

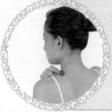

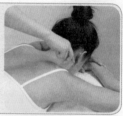

【中渚穴】

- **取穴** 位于手背部，当无名指本节（掌指关节）的后方，第四、第五掌骨间凹陷处。
- **刮痧** 用角刮法从手背处刮拭到手指尖，着重刮拭中渚穴30次。

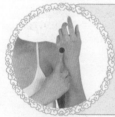

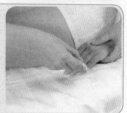

【阳陵泉穴】

- **取穴** 位于小腿外侧，当腓骨头前下方凹陷处。
- **刮痧** 用角刮法重刮阳陵泉穴30次，由上至下，以出痧为度。

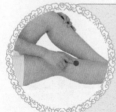

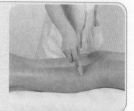

【悬钟穴】

- **取穴** 位于小腿外侧，当外踝尖上3寸，腓骨前缘。
- **刮痧** 用角刮法重刮悬钟穴30次，由上至下，以出痧为度。

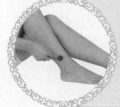

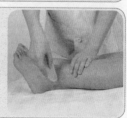

艾灸疗法

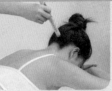

【风池穴】
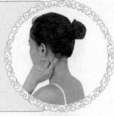

- **取穴** 位于项部，当枕骨之下，与风府相平，胸锁乳突肌与斜方肌上端之间的凹陷处。
- **艾灸** 用艾条温和灸风池穴10～15分钟。

【大杼穴】
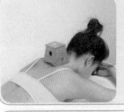
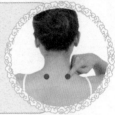

- **取穴** 位于背部，当第一胸椎棘突下，旁开1.5寸。
- **艾灸** 点燃艾灸盒放于大杼穴上灸治10～15分钟，热力要能够深入体内，直达病所。

【肩髃穴】
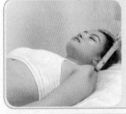
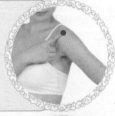

- **取穴** 位于肩部三角肌上，臂外展或向前平伸时，当肩峰前下方凹陷处。
- **艾灸** 用艾条温和灸肩髃穴10～15分钟。

【肩井穴】
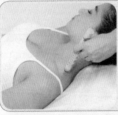
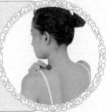

- **取穴** 位于肩上，前直乳中，当大椎与肩峰端连线的中点上。
- **艾灸** 用艾条温和灸肩井穴10～15分钟，以感到舒适、无灼痛感、皮肤潮红为度。

【曲池穴】
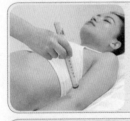
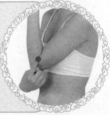

- **取穴** 位于肘横纹外侧端，屈肘，当尺泽与肱骨外上髁的连线中点。
- **艾灸** 用艾条温和灸曲池穴10～15分钟，以出现明显的循经感传现象为佳。

【阳池穴】
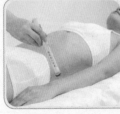
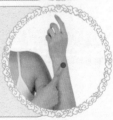

- **取穴** 位于腕背横纹中，当指总伸肌腱的尺侧缘凹陷处。
- **艾灸** 用艾条温和灸阳池穴10～15分钟，以受灸者能忍受的最大热度为佳。

落枕
——风寒外伤经络堵

　　落枕多因睡卧时体位不当，造成颈部肌肉损伤，或颈部感受风寒，或外伤，致使经络不通，气血凝滞，筋脉拘急而成。临床主要表现为颈项部强直酸痛不适，不能转动自如，并向一侧歪斜，甚则疼痛牵引患侧肩背及上肢。中医治疗落枕的方法很多，推拿、针灸、热敷等均有良好的效果，尤以推拿法为佳。

按摩疗法

【天柱穴】

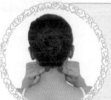

- **取穴** 位于项部大筋（斜方肌）外缘之后发际凹陷中，约当后发际正中旁开1.3寸。
- **按摩** 用拇指与食指、中指相对成钳形，捏揉左右天柱穴，以有酸胀感为宜。

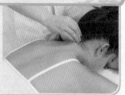

【大椎穴】

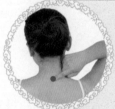

- **取穴** 位于后正中线上，第七颈椎棘突下凹陷中。
- **按摩** 将食指、中指指腹放于大椎穴上，稍用力按揉1~2分钟。

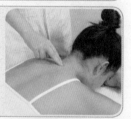

【后溪穴】

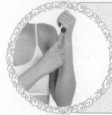

- **取穴** 微握拳，位于第五掌指关节后尺侧的远端掌横纹头赤白肉际处。
- **按摩** 将拇指指腹放于后溪穴上，按揉5分钟。

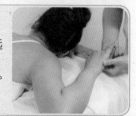

【落枕穴】

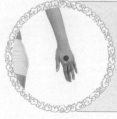

- **取穴** 位于手背侧，当第二、第三掌骨间，指掌关节后约0.5寸处。
- **按摩** 将拇指放于手背上食指和中指掌骨间的落枕穴上按揉，以局部有酸胀感为宜。

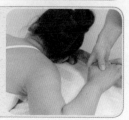

刮痧疗法

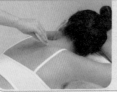 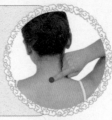

【大椎穴】
- **取穴** 位于后正中线上，第七颈椎棘突下凹陷中。
- **刮痧** 用角刮法刮拭大椎穴，力度轻柔，由上至下刮拭 30 次，可不出痧。

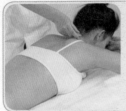 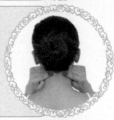

【天柱穴】
- **取穴** 位于项部大筋（斜方肌）外缘之后发际凹陷中，约当后发际正中旁开 1.3 寸。
- **刮痧** 用角刮法刮拭天柱穴 30 次，以潮红发热为度，可不出痧。

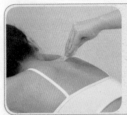 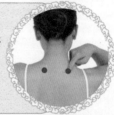

【肩外俞穴】
- **取穴** 位于背部，当第一胸椎棘突下，旁开 3 寸。
- **刮痧** 用角刮法刮拭肩外俞穴 30 次，力度轻柔，以潮红发热为度，可不出痧。

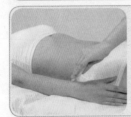 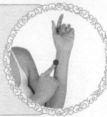

【列缺穴】
- **取穴** 位于前臂桡侧缘，桡骨茎突上方，腕横纹上 1.5 寸，当肱桡肌与拇长展肌腱之间。
- **刮痧** 用刮痧板从上往下刮拭列缺穴 30 次，以潮红发热为度。

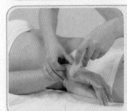 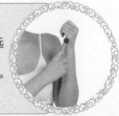

【后溪穴】
- **取穴** 微握拳，位于第五掌指关节后尺侧的远端掌横纹头赤白肉际处。
- **刮痧** 用角刮法重刮后溪穴 30 次，以出痧为度。

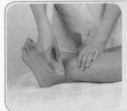 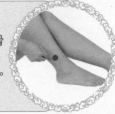

【悬钟穴】
- **取穴** 位于小腿外侧，当外踝尖上 3 寸，腓骨前缘。
- **刮痧** 用角刮法重刮悬钟穴 50 次，以出痧为度。

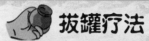 **拔罐疗法**

【阿是穴】

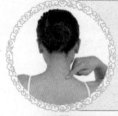

- **取穴** 无固定位置，以病痛局部或与病痛有关的压痛点为腧穴。
- **拔罐** 用拔罐器将气罐吸附在阿是穴及其周围肌肉丰厚处，留罐10分钟。

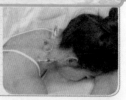

【肩井穴】

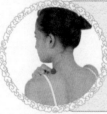

- **取穴** 位于肩上，前直乳中，当大椎与肩峰端连线的中点上。
- **拔罐** 用拔罐器将气罐吸附在肩井穴上，留罐10分钟。

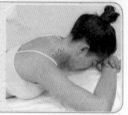

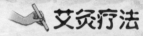 **艾灸疗法**

【大椎穴】

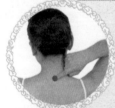

- **取穴** 位于后正中线上，第七颈椎棘突下凹陷中。
- **艾灸** 先用艾条回旋灸大椎穴10分钟，再雀啄灸5分钟。

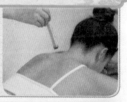

【肩中俞穴】

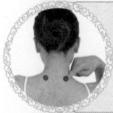

- **取穴** 位于背部，当第七颈椎棘突下，旁开2寸。
- **艾灸** 用艾条回旋灸肩中俞穴10～15分钟，热力要能够深入体内，直达病所。

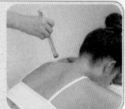

【天柱穴】

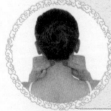

- **取穴** 位于项部大筋（斜方肌）外缘之后发际凹陷中，约当后发际正中旁开1.3寸。
- **艾灸** 用艾条回旋灸天柱穴5分钟，有温热感为宜。

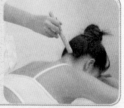

【悬钟穴】

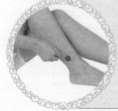

- **取穴** 位于小腿外侧，当外踝尖上3寸，腓骨前缘。
- **艾灸** 用艾条回旋灸悬钟穴10～15分钟，以出现明显的循经感传现象为佳。

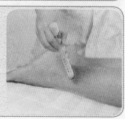

肩周炎

——活动受限夜间重

肩周炎是肩部关节囊和关节周围软组织的一种退行性、炎症性慢性疾患。主要临床表现为患肢肩关节疼痛，昼轻夜重，活动受限，日久肩关节肌肉可出现失用性萎缩。中医认为本病多由气血不足，营卫不固，风、寒、湿之邪侵袭肩部经络，致使筋脉收引、气血运行不畅而成，或因外伤劳损、经脉滞涩所致。

 ## 按摩疗法

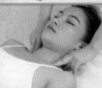

【缺盆穴】

- **取穴** 位于锁骨上窝中央，距前正中线4寸。
- **按摩** 双手食指、中指紧并，放于缺盆穴上，按揉2分钟。

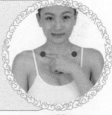

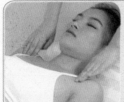

【云门穴】

- **取穴** 位于胸前壁的外上方，肩胛骨喙突上方，锁骨下窝凹陷处，距前正中线6寸。
- **按摩** 将食指、中指、无名指放于云门穴上按揉1～3分钟。

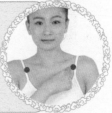

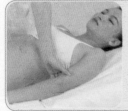

【手五里穴】

- **取穴** 位于臂外侧，当曲池与肩髃连线上，曲池上3寸处。
- **按摩** 将拇指指腹放于手五里穴上按揉，以局部酸胀为宜。

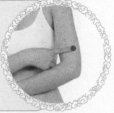

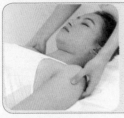

【肩髃穴】

- **取穴** 位于肩部三角肌上，臂外展或向前平伸时，当肩峰前下方凹陷处。
- **按摩** 将拇指指腹放于肩髃穴及其周围组织上按揉3分钟。

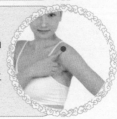

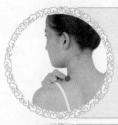

【肩井穴】

● **取穴** 位于肩上，前直乳中，当大椎与肩峰端连线的中点上。

● **按摩** 将拇指与食指、中指相对成钳形放于肩井穴上，捏揉3分钟。

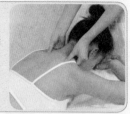

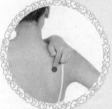

【天宗穴】

● **取穴** 位于肩胛部，当冈下窝中央凹陷处，与第四胸椎相平。

● **按摩** 将拇指指腹放于天宗穴上，其余四指握拳，稍用力按揉3分钟。

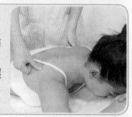

 刮痧疗法

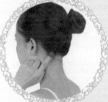

【风池穴】

● **取穴** 位于项部，当枕骨之下，与风府相平，胸锁乳突肌与斜方肌上端之间的凹陷处。

● **刮痧** 用面刮法从上往下刮拭风池穴10～15遍，以出痧为度。

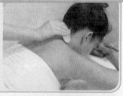

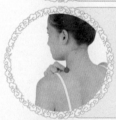

【肩井穴】

● **取穴** 位于肩上，前直乳中，当大椎与肩峰端连线的中点上。

● **刮痧** 用面刮法从里往外刮拭肩井穴10～15遍，以出痧为度。

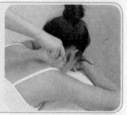

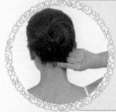

【哑门穴】

● **取穴** 位于项部，当后发际正中直上0.5寸，第一颈椎下。

● **刮痧** 用面刮法刮拭哑门穴30次，力度轻柔，以局部皮肤潮红出痧为宜。

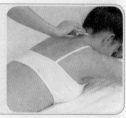

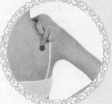

【天宗穴】

● **取穴** 位于肩胛部，当冈下窝中央凹陷处，与第四胸椎相平。

● **刮痧** 用点刮法刮拭天宗穴30次，力度重，以出痧为度。

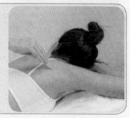

拔罐疗法

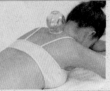

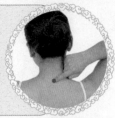

【大椎穴】
- **取穴** 位于后正中线上,第七颈椎棘突下凹陷中。
- **拔罐** 点燃棉球后,伸入罐内马上抽出,迅速将火罐扣在大椎穴上,留罐10分钟。

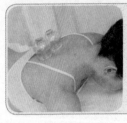

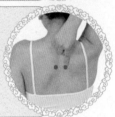

【厥阴俞穴】
- **取穴** 位于背部,当第四胸椎棘突下,旁开1.5寸。
- **拔罐** 点燃棉球后,伸入罐内马上抽出,迅速将火罐扣在厥阴俞穴上,留罐10分钟。

艾灸疗法

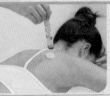

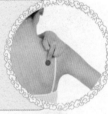

【天宗穴】
- **取穴** 位于肩胛部,当冈下窝中央凹陷处,与第四胸椎相平。
- **艾灸** 用艾条隔姜灸天宗穴10～15分钟,以施灸部位出现红晕为度。

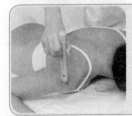

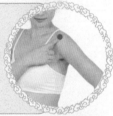

【肩髃穴】
- **取穴** 位于肩部三角肌上,臂外展或向前平伸时,当肩峰前下方凹陷处。
- **艾灸** 用艾条回旋灸肩髃穴10～15分钟。

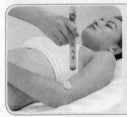

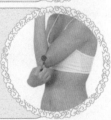

【曲池穴】
- **取穴** 位于肘横纹外侧端,屈肘,当尺泽与肱骨外上髁的连线中点。
- **艾灸** 用艾条隔姜灸曲池穴10～15分钟,热力要能够深入体内,直达病所。

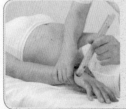

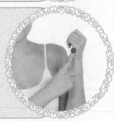

【后溪穴】
- **取穴** 微握拳,位于第五掌指关节后尺侧的远端掌横纹头赤白肉际处。
- **艾灸** 用艾条温和灸后溪穴10～15分钟。

膝关节炎

——关节疼痛麻木多

膝关节炎是最常见的关节炎，是软骨退行性病变和关节边缘骨赘的慢性进行性退化性疾病。以软骨磨损为其主要因素，好发于体重偏重者和中老年人。在发病的前期没有明显的症状。继之，其主要症状为膝关节深部疼痛、压痛，关节僵硬强直、麻木、伸屈不利，无法正常活动，关节肿胀等。

 按摩疗法

【犊鼻穴】

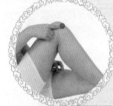

● **取穴** 屈膝，位于膝部，髌骨与髌韧带外侧凹陷中。

● **按摩** 用拇指和食指、中指捏揉犊鼻穴5分钟。

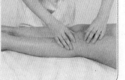

【委中穴】

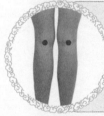

● **取穴** 位于腘横纹中点，当股二头肌腱与半腱肌肌腱的中间。

● **按摩** 将拇指指腹放于委中穴上，由轻渐重按揉60～100次。

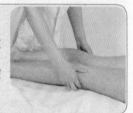

【承山穴】

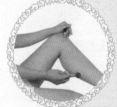

● **取穴** 位于小腿后面正中，委中与昆仑之间，当足跟上提时腓肠肌肌腹下出现的尖角凹陷处。

● **按摩** 将拇指指腹放于承山穴上，用力压揉3分钟。

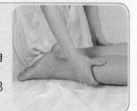

【足三里穴】

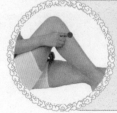

● **取穴** 位于小腿前外侧，当犊鼻下3寸，距胫骨前缘一横指（中指）。

● **按摩** 将拇指指腹放于足三里穴上，用力压揉3分钟。

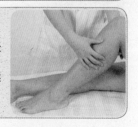

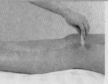

刮痧疗法

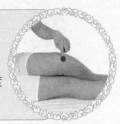

【鹤顶穴】
- **取穴** 位于膝上部，髌底的中点上方凹陷处。
- **刮痧** 用面刮法刮拭鹤顶穴，由上至下，力度适中，刮拭2分钟。

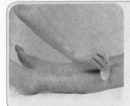

【足三里穴】
- **取穴** 位于小腿前外侧，当犊鼻下3寸，距胫骨前缘一横指（中指）。
- **刮痧** 用面刮法重刮足三里穴30次，以出痧为度。

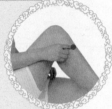

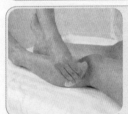

【膝阳关穴】
- **取穴** 位于膝外侧，当阳陵泉上3寸，股骨外上髁上方的凹陷处。
- **刮痧** 用面刮法由上往下刮拭膝阳关穴10～15遍，以局部潮红出痧为度。

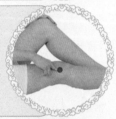

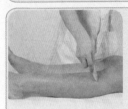

【阳陵泉穴】
- **取穴** 位于小腿外侧，当腓骨小头前下方凹陷处。
- **刮痧** 用角刮法由上往下刮拭阳陵泉穴10～15遍，以局部潮红出痧为度。

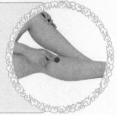

拔罐疗法

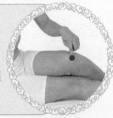

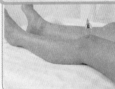

【鹤顶穴】
- **取穴** 位于膝上部，髌底的中点上方凹陷处。
- **拔罐** 用拔罐器将气罐吸附在鹤顶穴上，留罐10分钟。

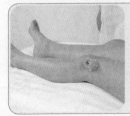

【梁丘穴】
- **取穴** 屈膝，位于大腿前面，当髂前上棘与髌底外侧端的连线上，髌底上2寸。
- **拔罐** 用拔罐器把气罐吸附在梁丘穴上，留罐10分钟。

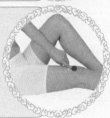

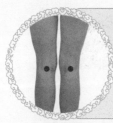

【委中穴】

● **取穴** 位于腘横纹中点，当股二头肌腱与半腱肌肌腱的中间。

● **拔罐** 将棉球点燃后，伸入罐内马上抽出，将火罐扣在委中穴上，留罐10分钟。

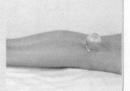

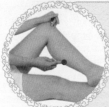

【承山穴】

● **取穴** 位于小腿后面正中，委中与昆仑之间，当足跟上提时腓肠肌肌腹下出现的尖角凹陷处。

● **拔罐** 用拔罐器将气罐吸附在承山穴上，留罐10分钟。

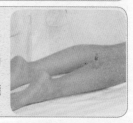

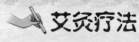

艾灸疗法

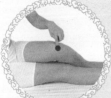

【鹤顶穴】

● **取穴** 位于膝上部，髌底的中点上方凹陷处。

● **艾灸** 用艾条隔姜灸鹤顶穴10～15分钟，热力要能够深入体内，直达病所。

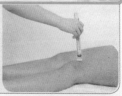

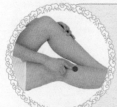

【阳陵泉穴】

● **取穴** 位于小腿外侧，当腓骨小头前下方凹陷处。

● **艾灸** 用艾条回旋灸阳陵泉穴10～15分钟，以出现明显的循经感传现象为佳。

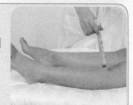

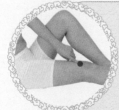

【梁丘穴】

● **取穴** 屈膝，位于大腿前面，当髂前上棘与髌底外侧端的连线上，髌底上2寸。

● **艾灸** 用艾条回旋灸梁丘穴10～15分钟。

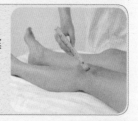

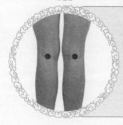

【委中穴】

● **取穴** 位于腘横纹中点，当股二头肌腱与半腱肌肌腱的中间。

● **艾灸** 点燃艾灸盒放于委中穴上灸治10～15分钟，以感到舒适、无灼痛感、皮肤潮红为度。

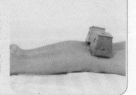

网球肘

——肘部疼痛遇雨重

　　网球肘又称肱骨外上髁炎，指手肘外侧肌腱疼痛发炎，多见于泥瓦工、钳工、木工、网球运动员等从事单纯臂力收缩运动工作的人群。本病发病慢，主要临床表现有肘关节外侧部疼痛、手臂无力、酸胀不适，如握物、拧毛巾、端水瓶等时疼痛会加重，休息时无明显症状。部分患者在阴雨天疼痛加重。

 ## 按摩疗法

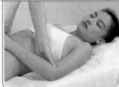

【曲池穴】
- **取穴** 位于肘横纹外侧端，屈肘，当尺泽与肱骨外上髁的连线中点。
- **按摩** 将拇指指尖放于曲池穴上，由轻渐重，用力压揉5分钟。

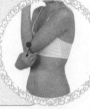

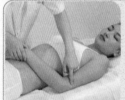

【肘髎穴】
- **取穴** 位于臂外侧，屈肘，曲池上方1寸，当肱骨边缘处。
- **按摩** 将食指指腹放于肘髎穴上，用力压揉3分钟，以局部有酸胀痛感为宜。

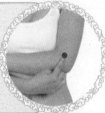

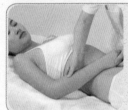

【手三里穴】
- **取穴** 位于前臂背面桡侧，当阳溪与曲池的连线上，肘横纹下2寸。
- **按摩** 将拇指指尖放于手三里穴上，用力压揉5分钟。

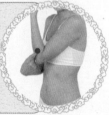

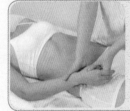

【合谷穴】
- **取穴** 位于手背，第一、第二掌骨间，当第二掌骨桡侧的中点处。
- **按摩** 将拇指指腹放于合谷穴上，食指顶于掌面，由轻渐重掐压3分钟。

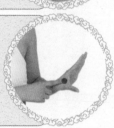

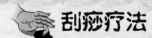

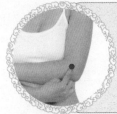

【肘髎穴】

● **取穴** 位于臂外侧，屈肘，曲池上方 1 寸，当肱骨边缘处。

● **刮痧** 用面刮法稍用力刮拭肘髎穴 10～15 遍，以出痧为度。

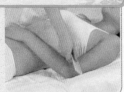

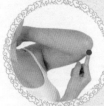

【小海穴】

● **取穴** 位于肘内侧，当尺骨鹰嘴与肱骨内上髁之间凹陷处。

● **刮痧** 用面刮法轻柔刮拭小海穴 10～15 遍，以出痧为度。

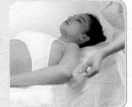

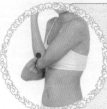

【手三里穴】

● **取穴** 位于前臂背面桡侧，当阳溪与曲池的连线上，肘横纹下 2 寸。

● **刮痧** 用角刮法刮拭手三里穴 30 次，力度适中，稍出痧即可。

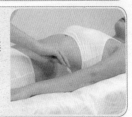

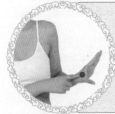

【合谷穴】

● **取穴** 位于手背，第一、第二掌骨间，当第二掌骨桡侧的中点处。

● **刮痧** 用角刮法刮拭合谷穴 30 次，力度重，以出痧为度。

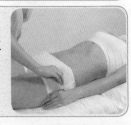

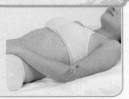

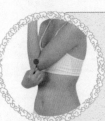

【曲池穴】

● **取穴** 位于肘横纹外侧端，屈肘，当尺泽与肱骨外上髁的连线中点。

● **拔罐** 用拔罐器将气罐吸附在曲池穴上，留罐 10 分钟。

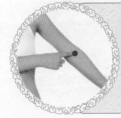

【尺泽穴】

● **取穴** 位于肘横纹中，肱二头肌腱桡侧凹陷处。

● **拔罐** 用拔罐器将气罐吸附在尺泽穴上，留罐 10 分钟。

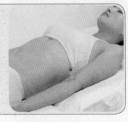

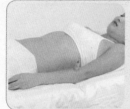

【手三里穴】

● **取穴** 位于前臂背面桡侧，当阳溪与曲池的连线上，肘横纹下 2 寸。
● **拔罐** 用拔罐器将气罐吸附在手三里穴上，留罐 10 分钟。

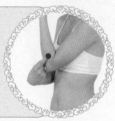

【孔最穴】

● **取穴** 位于前臂掌面桡侧，当尺泽与太渊的连线上，腕横纹上 7 寸处。
● **拔罐** 用同样的方法将气罐吸附在孔最穴上，留罐 10 分钟。

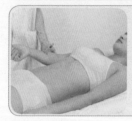

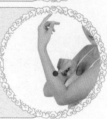

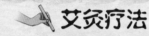

艾灸疗法

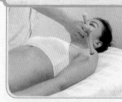

【肩髃穴】

● **取穴** 位于肩部三角肌上，臂外展或向前平伸时，当肩峰前下方凹陷处。
● **艾灸** 用艾条悬灸肩髃穴 10 ~ 15 分钟。

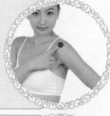

【曲池穴】

● **取穴** 位于肘横纹外侧端，屈肘；当尺泽与肱骨外上髁的连线中点。
● **艾灸** 用艾条悬灸曲池穴 10 ~ 15 分钟。

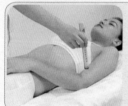

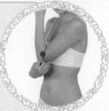

【手三里穴】

● **取穴** 位于前臂背面桡侧，当阳溪与曲池的连线上，肘横纹下 2 寸。
● **艾灸** 用艾条悬灸手三里穴 10 ~ 15 分钟，以达至受灸者能忍受的最大热度为佳。

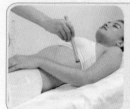

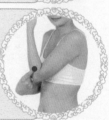

【足三里穴】

● **取穴** 位于小腿前外侧，当犊鼻下 3 寸，距胫骨前缘一横指（中指）。
● **艾灸** 用艾条悬灸足三里穴 10 ~ 15 分钟。

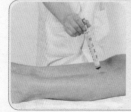

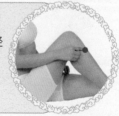

腰椎间盘突出

——腰酸背痛腿麻木

　　腰椎间盘突出症是指由于腰椎间盘退行性改变后弹性下降，致使纤维环破裂髓核突出，压迫神经根、脊髓而引起的以腰腿痛为主的临床病症。主要临床症状有腰痛，可伴有臀部、下肢放射状疼痛。严重者会出现大小便障碍、会阴和肛周异常等症状。

 ## 按摩疗法

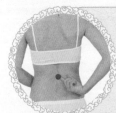

【命门穴】

● **取穴** 位于腰部，当后正中线上，第二腰椎棘突下凹陷中。

● **按摩** 将右手食指、中指紧并，用手指指腹端点按命门穴3～5分钟，力度适中。

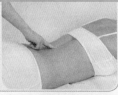

【肾俞穴】

● **取穴** 位于腰部，当第二腰椎棘突下，旁开1.5寸。

● **按摩** 用双手拇指指腹揉搓肾俞穴3分钟，力度适中，至感到局部酸胀为宜。

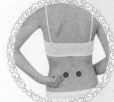

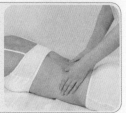

【腰阳关穴】

● **取穴** 位于腰部，当后正中线上，第四腰椎棘突下凹陷中。

● **按摩** 将右手食指、中指指腹放于腰阳关穴上，中指用力按揉2～3分钟。

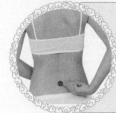

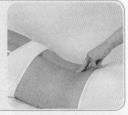

【环跳穴】

● **取穴** 侧卧屈股，位于股骨大转子最凸点与骶管裂孔连线的外1/3与中1/3交点处。

● **按摩** 将食指、中指放于环跳穴上按揉5分钟，以有酸胀感为宜。

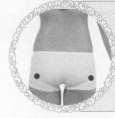

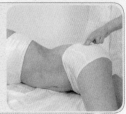

刮痧疗法

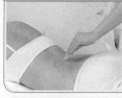

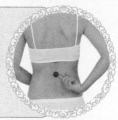

【命门穴】
- **取穴** 位于腰部，当后正中线上，第二腰椎棘突下凹陷中。
- **刮痧** 用角刮法刮拭命门穴30次，力度轻柔，可不出痧。

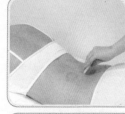

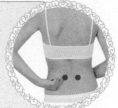

【肾俞穴】
- **取穴** 位于腰部，当第二腰椎棘突下，旁开1.5寸。
- **刮痧** 用面刮法用力刮拭肾俞穴10～15遍，以出痧为度。

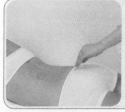

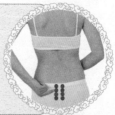

【八髎穴】
- **取穴** 位于骶椎，分别在第一、第二、第三、第四骶后孔中。
- **刮痧** 用角刮法刮拭八髎穴30次，以皮肤潮红为宜。

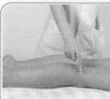

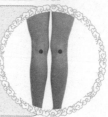

【委中穴】
- **取穴** 位于腘横纹中点，当股二头肌腱与半腱肌肌腱的中间。
- **刮痧** 用面刮法刮拭委中穴30次，力度轻柔，以皮肤潮红出痧为宜。

 # 拔罐疗法

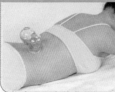

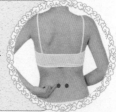

【肾俞穴】
- **取穴** 位于腰部，当第二腰椎棘突下，旁开1.5寸。
- **拔罐** 将棉球点燃后，伸入罐内马上抽出，将火罐扣在肾俞穴上，留罐10分钟。

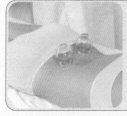

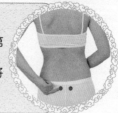

【次髎穴】
- **取穴** 位于骶部，当髂后上棘内下方，适对第二骶后孔处。
- **拔罐** 将棉球点燃后，伸入罐内马上抽出，将火罐扣在次髎穴上，留罐10分钟。

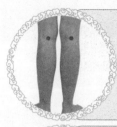

【委中穴】

- **取穴** 位于腘横纹中点，当股二头肌腱与半腱肌肌腱的中间。
- **拔罐** 将棉球点燃后，伸入罐内马上抽出，将火罐扣在委中穴上，留罐10分钟。

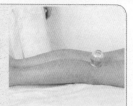

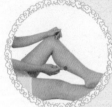

【承山穴】

- **取穴** 位于小腿后面正中，委中与昆仑之间，当足跟上提时腓肠肌肌腹下出现的尖角凹陷处。
- **拔罐** 用火罐法将罐扣在承山穴上，留罐10分钟。

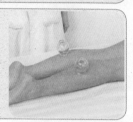

艾灸疗法

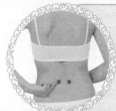

【肾俞穴】

- **取穴** 位于腰部，当第二腰椎棘突下，旁开1.5寸。
- **艾灸** 点燃艾灸盒放于肾俞穴上灸治10～15分钟，至感觉局部温热舒适而不灼烫为宜。

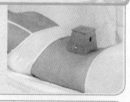

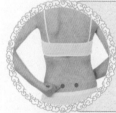

【大肠俞穴】

- **取穴** 位于腰部，当第四腰椎棘突下，旁开1.5寸。
- **艾灸** 点燃艾灸盒放于大肠俞穴上灸治10～15分钟，以感到舒适、无灼痛感、皮肤潮红为度。

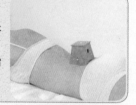

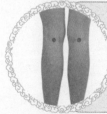

【委中穴】

- **取穴** 位于腘横纹中点，当股二头肌腱与半腱肌肌腱的中间。
- **艾灸** 点燃艾灸盒放于委中穴上灸治10分钟，以出现明显的循经感传现象为佳。

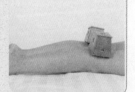

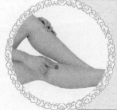

【阳陵泉穴】

- **取穴** 位于小腿外侧，当腓骨小头前下方凹陷处。
- **艾灸** 用艾条悬灸阳陵泉穴10～15分钟，以受灸者能忍受的最大热度为佳。

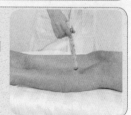

风湿性关节炎

——关节红肿热痛多

风湿性关节炎是一种急性或慢性结缔组织性炎症。多以急性发热及关节疼痛起病，好发于膝、踝、肩、肘、腕等大关节部位，以病变局部呈现红、肿、灼热，肌肉游走性酸楚、疼痛为特征。疼痛游走不定，可由一个关节转移到另一个关节，部分病人也出现几个关节同时发病，但不会遗留后遗症，却会经常反复发作。

按摩疗法

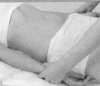

【内关穴】
● **取穴** 位于前臂掌侧，腕远端横纹上2寸，掌长肌腱与桡侧腕屈肌腱之间。
● **按摩** 用拇指指尖垂直掐按内关穴，掐按1～3分钟。

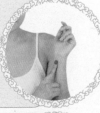

【合谷穴】
● **取穴** 位于手背，第一、二掌骨间，当第二掌骨桡侧的中点处。
● **按摩** 用拇指指尖按于合谷穴上，其余四指置于掌心，适当用力由轻渐重掐压1分钟。

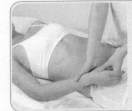

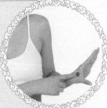

【曲池穴】
● **取穴** 位于肘横纹外侧端，屈肘，当尺泽与肱骨外上髁的连线中点。
● **按摩** 用拇指指腹垂直按压曲池穴，有酸痛感，按压1～3分钟。

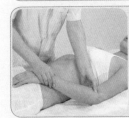

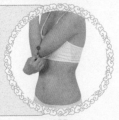

【足三里穴】
● **取穴** 位于小腿前外侧，当犊鼻下3寸，距胫骨前缘一横指（中指）。
● **按摩** 双手同时用拇指指腹推按足三里穴1～3分钟。

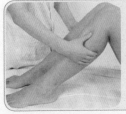

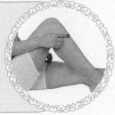

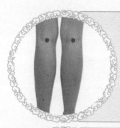

【委中穴】

● **取穴** 位于腘横纹中点，当股二头肌腱与半腱肌肌腱的中间。

● **按摩** 将拇指指腹按于委中穴上，由轻渐重按揉30～40次。

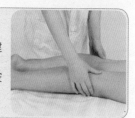

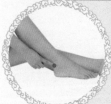

【昆仑穴】

● **取穴** 位于外踝后方，当外踝尖与跟腱之间的凹陷处。

● **按摩** 用拇指指腹稍用力推按昆仑穴1～3分钟。

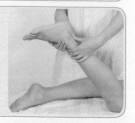

拔罐疗法

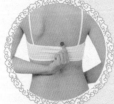

【膈俞穴】

● **取穴** 位于背部，当第七胸椎棘突下，旁开1.5寸。

● **拔罐** 将棉球点燃后，伸入罐内马上抽出，将火罐扣在膈俞穴上，留罐10分钟。

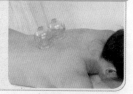

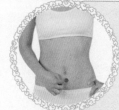

【气海穴】

● **取穴** 位于下腹部，前正中线上，当脐中下1.5寸。

● **拔罐** 用拔罐器将气罐吸附在气海穴上，留罐10分钟。

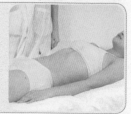

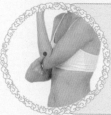

【手三里穴】

● **取穴** 位于前臂背面桡侧，当阳溪与曲池的连线上，肘横纹下2寸。

● **拔罐** 用拔罐器将气罐吸附在手三里穴上，留罐10分钟。

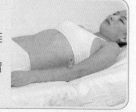

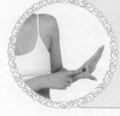

【合谷穴】

● **取穴** 位于手背，第一、第二掌骨间，当第二掌骨桡侧的中点处。

● **拔罐** 用拔罐器将气罐吸附在合谷穴上，留罐15分钟。

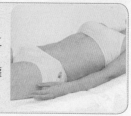

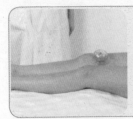

【血海穴】

- **取穴** 屈膝,位于大腿内侧,髌底内侧端上2寸,当股四头肌内侧头的隆起处。
- **拔罐** 用火罐法将罐扣在血海穴上,留罐10分钟。

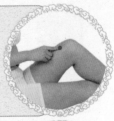

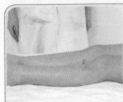

【足三里穴】

- **取穴** 位于小腿前外侧,当犊鼻下3寸,距胫骨前缘一横指(中指)。
- **拔罐** 用拔罐器将气罐吸附在足三里穴上,留罐15分钟。

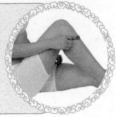

艾灸疗法

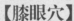

【膝眼穴】

- **取穴** 位于膝部,髌骨下方与髌韧带外侧的凹陷中。
- **艾灸** 用艾条回旋灸膝眼穴10～15分钟,热力要能够深入体内,直达病所。

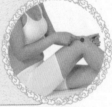

【鹤顶穴】

- **取穴** 位于膝上部,髌底的中点上方凹陷处。
- **艾灸** 用艾条回旋灸鹤顶穴10～15分钟,热力要能够深入体内,直达病所。

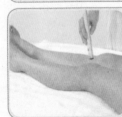

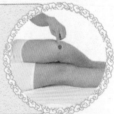

【曲池穴】

- **取穴** 位于肘横纹外侧端,屈肘,当尺泽与肱骨外上髁的连线中点。
- **艾灸** 用艾条温和灸曲池穴10～15分钟。

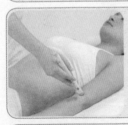

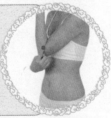

【足三里穴】

- **取穴** 位于小腿前外侧,当犊鼻下3寸,距胫骨前缘一横指(中指)。
- **艾灸** 用艾条回旋灸足三里穴10～15分钟。

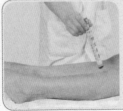

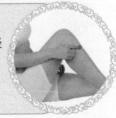